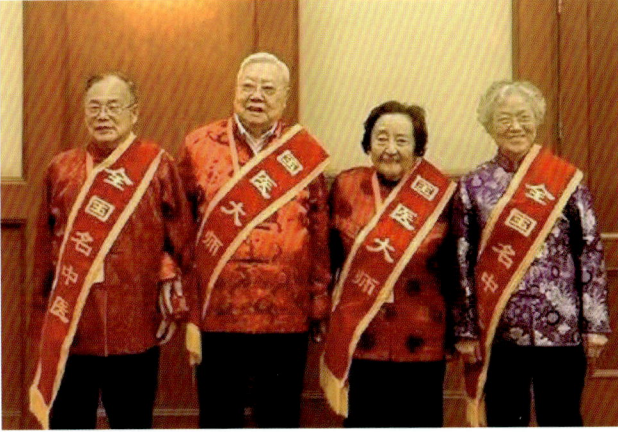

2017 年 7 月 9 日许润三教授获得"第三届国医大师"称号

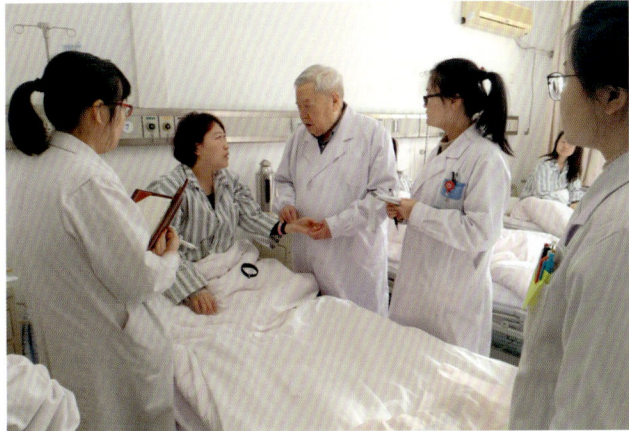

许润三教授查房

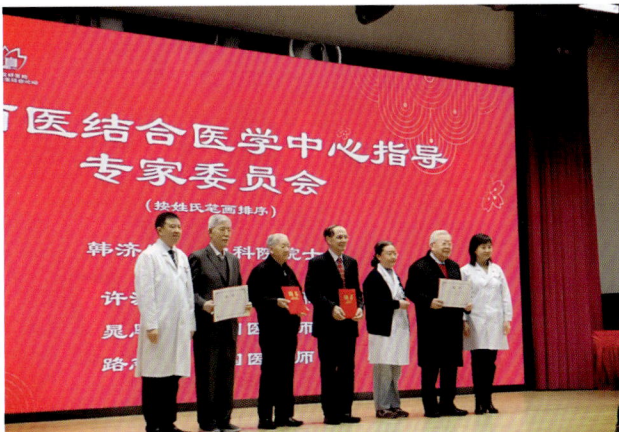

许润三教授受聘为中日友好医院中西医结合医学中心指导专家

许润三教授荣获"敬佑生命·荣耀医者"2019第四届公益活动年度盛典"生命之尊"奖项

许润三教授参加2019第四届公益活动年度盛典

许润三教授与部分学生合影

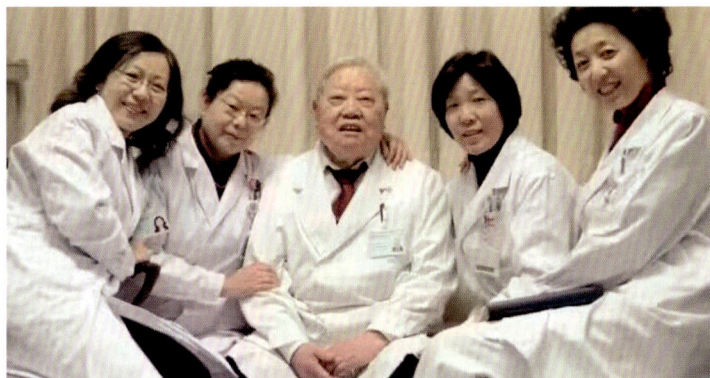

许润三教授与部分学生合影

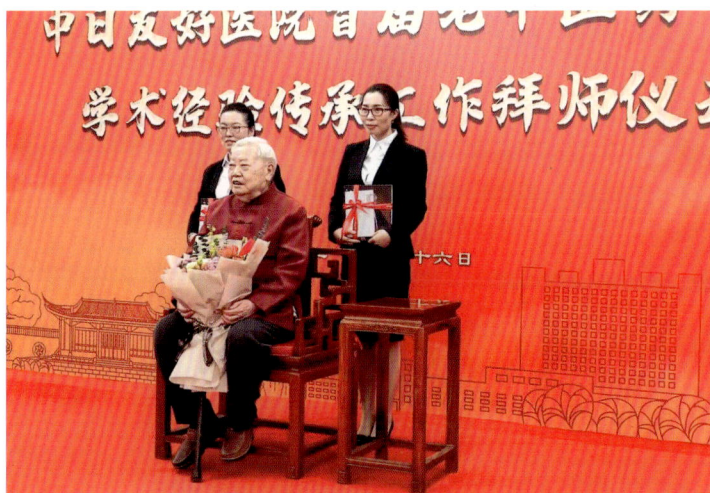

中日友好医院首届老中医药专家学术经验传承工
作拜师仪式——许润三教授收徒

国医大师临床经验实录丛书（第二辑）

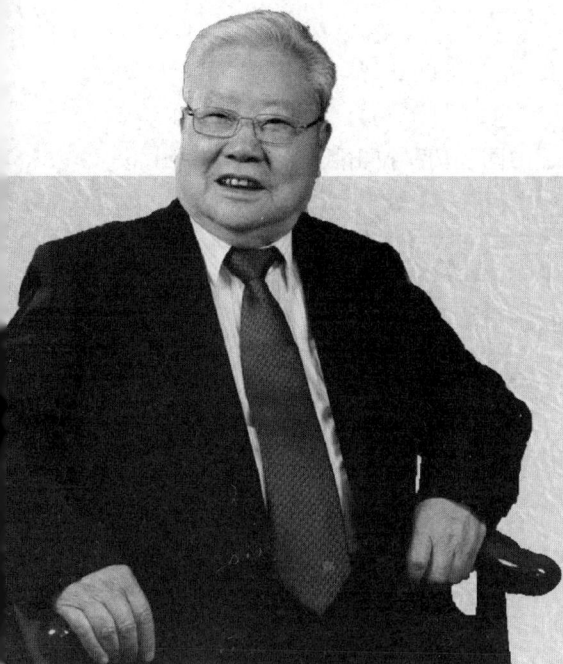

国医大师
许润三

主审　许润三
主编　经　燕　王　清

中国健康传媒集团

中国医药科技出版社

内 容 提 要

　　本书为许润三教授临床经验的集大成之作，从学术渊源、学术思想、专病论治、临证思辨特点、方药心得、经典验案、诊余漫话、薪火相传等方面全面展示了许老的临床用药特色和辨证论治的精妙之处。全书内容丰富，验案详实，具有很高的学术水平和实用价值，适合广大中医临床工作者、中医药院校师生和中医爱好者学习参考。

图书在版编目（CIP）数据

国医大师许润三 / 经燕，王清主编 . — 北京：中国医药科技出版社，2024.4
（国医大师临床经验实录丛书·第二辑）
ISBN 978-7-5214-2896-4

Ⅰ . ①国… 　Ⅱ . ①经…②王… 　Ⅲ . ①中医临床—经验—中国—现代 　Ⅳ . ① R249.7

中国版本图书馆 CIP 数据核字（2022）第 079286 号

美术编辑 　陈君杞
版式设计 　也　在

出版　**中国健康传媒集团** | 中国医药科技出版社
地址　北京市海淀区文慧园北路甲 22 号
邮编　100082
电话　发行：010-62227427　邮购：010-62236938
网址　www.cmstp.com
规格　710×1000mm $^1/_{16}$
印张　13 $^3/_4$
字数　220 千字
版次　2024 年 4 月第 1 版
印次　2024 年 4 月第 1 次印刷
印刷　天津市银博印刷集团有限公司
经销　全国各地新华书店
书号　ISBN 978-7-5214-2896-4
定价　**56.00 元**

获取新书信息、投稿、为图书纠错，请扫码联系我们。

出版者的话

2009 年 4 月由人力资源和社会保障部、原卫生部以及国家中医药管理局联合评选产生了我国首届 30 位"国医大师"。这是中医界的盛事。作为专业出版社，将这些大师的临床经验和成果进行总结出版，是一件非常有意义的事情，也是我们义不容辞的责任和义务。我们相信这对推动中医药事业的继承和发展、弘扬民族医药学和文化，将起到非常积极的作用。

中国医药科技出版社于 2010 年隆重推出了一套《国医大师临床经验实录》丛书，全面总结了各位大师的临床经验和学术成果。该丛书一经出版，就得到了读者的高度认可和喜爱。首届国医大师已经出版 18 册，包括：

《国医大师张镜人》　　《国医大师任继学》　　《国医大师邓铁涛》

《国医大师陆广莘》　　《国医大师朱良春》　　《国医大师颜德馨》

《国医大师贺普仁》　　《国医大师李振华》　　《国医大师郭子光》

《国医大师班秀文》　　《国医大师周仲瑛》　　《国医大师颜正华》

《国医大师唐由之》　　《国医大师张灿玾》　　《国医大师李济仁》

《国医大师程莘农》　　《国医大师张琪》　　《国医大师张学文》

继首届国医大师评选后，人力资源和社会保障部、原国家卫生和计划生育委员会及国家中医药管理局又相继评选了第二届、第三届国医大师，三届共 90 位。本着传承中医药优秀传统文化和临床经验的一贯理念，我们在第一时间就展开了丛书后续的组稿工作。在各位大师及其弟子、学术继承人的一致认可和支持下，我们会陆续推出历届国医大师的临床经验实录。目前，已出版的有：

《国医大师石仰山》　　《国医大师刘柏龄》　　《国医大师徐经世》

《国医大师禤国维》　　《国医大师尚德俊》　　《国医大师石学敏》

《国医大师郑新》　　　《国医大师唐祖宣》　　《国医大师刘祖贻》

《国医大师李佃贵》　　《国医大师许润三》

本丛书的编写秉承特色实用的理念：每位国医大师的经验单独成册，突出临床指导性、借鉴性和实用性，力争使阅读者能够学有所获、学有所宗、用能效验。每个分册正文主要包括 7 大部分：学术思想、方药心得、验案撷英、薪火相传、医话随谈、成才之路和年谱。

学术思想部分主要包括大师学术思想的理论渊源、个人临证的特殊认识和总结、擅长病种的医理阐释和治学理念等。

方药心得部分主要包括用药心法、成方心悟、经方传真、自拟方等。集中反映大师的临床用药经验和心得体会。"医生不精于药，难以成良医"，希望读者通过本部分内容学习到大师的临床用药处方思路，触类旁通，举一反三。

验案撷英部分主要收录各位大师擅长的病种案例，每一案例下设验案和按语两部分，围绕案例集中阐述该类病证的证治特点、大师自己的辨证心法和要点、医理阐释和独特认识。内容不求面面俱到，只求突出大师个人特点，简洁精炼，重点突出。

薪火相传部分主要收录大师给学生讲课、各种中医交流会、研修班的讲稿。对讲稿的要求：内容精彩实用，对临床具有指导意义，确切反映其学术思想。

医话随谈部分是不拘体裁的医学随笔，主要探讨中医药学术问题，涉及范围很广，重在抒发己见。

成才之路部分主要包括大师学习中医、应用中医的全部历程，重点突出大师学习中医的方法和体会，旨在使后学沿着前辈走过的路，直步中医的最高殿堂。

年谱则按照时间顺序，记录大师所经历的重大事件。

因各位大师擅长的领域不同，研究的方向各异，各分册的结构会略有不同。

国医大师经验的整理和出版，已成为我社一项重要的出版使命，我们会与时俱进，紧密配合国家发展中医药的方针和政策，尽我们最大的努力做好该丛书的出版工作，为中医药事业的传承和发展出份力，尽份心。相信这套丛书的陆续出版，一定会成为当代中医药学术整理和出版史上的一件盛事。让各位大师的经验心得能够广播于世，使后学者们能够充分学习汲取各位大师的经验精华，把中医药发扬光大，惠及人民，流芳百世，是我们的最大心愿。

中国医药科技出版社

2024 年 3 月

前言

中日友好医院许润三教授，国医大师，主任医师，硕士生导师，首都国医名师，享受国务院政府特殊津贴。先后承担国家中医药管理局三批师带徒工作。

许老从医 70 余年，医术精湛，精于脉理，详于辨证，尤擅经方，其学术思想一直影响着后学。对中医内科、妇科病有丰富经验，尤其对妇科疾病，如输卵管阻塞、子宫内膜异位症、盆腔炎、子宫肌瘤、功能性子宫出血、闭经、围绝经期综合征等疾病的治疗颇有专长。

许老在他半个多世纪的从医生涯中，以对完美医术、崇高医德的不懈追求，向我们展示了一代名医风采。许老深谙中医精髓，博采众家之长，不仅以精湛的医术和高尚的医德解除了无数患者的痛苦，赢得了大家的爱戴和尊重，同时也为中医事业，尤其是中医妇科事业的发展做出了重要的贡献。

许老潜心医道，精益求精，其中治疗输卵管阻塞的特色疗法，在社会上有着广泛影响。几十年来经许老治愈的不孕症患者数以千计，遍及国内各省市以及世界各地。

许老为人宽厚，和蔼大度，虽为名老中医，但头脑开放，善于接受新事物，深得全科及全院同事的尊敬和爱戴。我们有幸成为全国老中医药专家学术经验继承工作的学术继承人，亲临许老的教导，深感受益匪浅。为了将许老的医术医德继承和发扬光大，我们将许老的临床经验整理成本书。

　　本书系统介绍了许老的生平、从医成才经历、疾病的诊治经验以及我们跟师学徒的临床体会，尽可能全面地反映临床大家许润三许老的风采，以启迪后学。适用于广大中医妇科临床工作者和中医爱好者阅读。另，很多许老医案用到穿山甲，临床医生在应用时，可酌情选择替代品，特此说明。

　　受笔者水平所限，本书或有偏颇之处，敬请读者批评指正。

编者

2024 年 3 月

目录

医家小传 ／ 1

学术渊源及学术思想 ／ 4

专病论治 ／ 20

经典验案 / 112

诊余漫话 / 129

薪火相传　/　141

年谱　/　189

附　录

医家小传

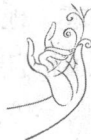

国医大师许润三（1926年~　），江苏省阜宁县人，现任中日友好医院教授，主任医师，北京中医药大学教授，硕士研究生导师，硕士研究生学位评审委员会委员，全国名老中医，享受国务院颁发的政府特殊津贴。

母亲40岁生下许老，许老自小体弱多病，小时候得过黑热病，18岁时突然浑身水肿，昏迷了48小时。正因为自幼体弱多病，而学医既可养生防病，又可济世活人，故在临近中学毕业时，许老即遵父命，弃读学医，拜在当地名医崔省三门下（崔先生又是清代名医赵海仙的弟子）。他白天侍诊抄方，晚上背诵中医经典名著，经4年刻苦学习，于1949年受业期满，自立诊所。由于承袭了老师善治温热病的宝贵经验，又加之不断地学习钻研，年轻的许润三大夫救治了不少危重患者，不久即医名远播。

1953年许润三响应政府号召，与当地4位西医大夫开设了阜宁县新沟区联合诊所，同年进入盐城地区中医进修班学习西医学技术。1956年他考取南京中医学院医科师资班，毕业后被分配到北京中医学院任教。

当时中医学院的师资力量不足，临床、教学任务繁重，许润三分别讲过基础、诊断、内科等多门课程，临床带教以及现场教学更是内、外、妇、儿各科都要上。他扎实的理论基础和显著的临床疗效受到了师生们一致好评。1961年妇科急需教员，当时任教务长的祝谌予先生把许润三调到妇科任妇科主任，从那时算起，许老从事妇科专业已60余年。

许老治学严谨，医术精湛，精于脉理，详于辨证，尤擅用经方。临床70余年，内、妇、儿、外科兼擅，尤对中医内科、妇科病有丰富经验，医界恒以"内、妇临床家"相许。尤其对妇科疾病如输卵管阻塞、子宫内膜异位症、盆腔炎、子宫肌瘤、功能性子宫出血、闭经、妊娠发热、产后发热、乳腺增生、围绝经期综合征等的治疗颇有专长。内科擅长治疗消化、心血管系统等疾病。

许老推崇中医，但不排斥西医，早在1953年参加中医进修班时，他即对西医学产生了浓厚兴趣。他认为西医学在解剖、生理、病理、诊断、抢救、判断预后等方面，都的确可借以弥补中医学之不足。临床诊断方面，许老总是积极利用现代化的诊断手段，而治疗则按中医辨证论治的原则遣方用药。他通过自身70余年的临床研究得出结论：在现有的十几个分科中，与西医相比，中医妇科的优势最大！除了少量必须做手术的疾病以外，其他许多妇科疾病，西医的治疗方法和治疗药物都很有限，而中医中药的疗效却占明显优势。

为了突出中医特色，许老把研究重点放在了西医疗效较差的疾病上，如输卵管阻塞、子宫内膜异位症、子宫肌瘤、功能性子宫出血、慢性盆腔炎等，尤其治疗输卵管阻塞有独到疗效，早在20世纪70年代，许老即开始研究输卵管不通。1984年许老被调至中日友好医院任中医妇科主任、硕士生导师。为了办出科室特色，突出中医的优势，许老团结全科同志，进一步对"四逆散加味治疗输卵管阻塞"进行临床研究和实验研究，至1987年该项成果通过专家鉴定，并获科研成果奖。时至今日，他还主持、承担、参与和指导"四逆散加味（通络煎）治疗输卵管阻塞性不孕症"的系列科研课题研究，并取得丰硕成果。目前该课题由国家中医药管理局资助正在进行更深入的临床研究，并有望成为疗效独特的临床新药。许老治疗输卵管阻塞的特色疗法，被多家国内外媒体报道，在社会上产生了广泛影响。60多年来，经许老治愈的不孕症患者数以千计，从普通农妇到总统夫人，遍及国内各省市以及日本、美国、加拿大、新西兰和非洲各国。1999年许老在美国进行学术交流期间，曾治疗一位36岁的台湾妇女，她患输卵管不通多年，曾花费9万多美元做过8次试管婴儿，均不成功，抱着怀疑的态度找到许老。经服36剂汤药后，她竟奇迹般地怀孕了，惊喜感谢之情溢于言表。

许老多年来不断总结自己的临床经验，曾发表论文60余篇，其中多篇论文在国内外获奖，著有《中医妇产科学》等专著6部，与人合著多部。1990年他被原国家人事部、原卫生部、中医药管理局确定为全国五百名老中医药专家之一，先后承担了国家中医药管理局三批师带徒工作。许老三批徒弟现在已经成为中日友好医院中医妇科的骨干。

从2005年开始，随着中日友好医院中医妇科入选国家十五攻关项目以来，科室围绕许老名医传承研究的工作开展得如火如荼，许老也积极配合，乐于将所思所想所悟及时与后学沟通、交流、总结，中医妇科在传承研究中，共总结发表许老经验文章40余篇，先后被北京市中医药管理局、国家中医药管理局授予许老名医工作室、许老名医工作站的牌匾，许老本人荣获2011年北京市中医药管理局的特别贡献奖，许老第三批师承徒弟王清2007年获原卫生部、国家中医药管理局优秀继承人奖。工作室和工作站分别在2009年获中医药学会全国先进名医工作室奖、2011年获北京市中医药管理局北京中医药薪火传承贡献奖等。

经过70余年的临床实践，许老深深认识到辨证论治的确是中医学的精髓所在，同时许老主张西为中用，衷中参西，发挥中医学的特色和优势。现在越来越多的人找中医看病，服用中药，中医中药有广阔的发展前景，但现在许多年轻的中医师只看西医的书，很少看中医的书，在临床上被西医理论捆住了手脚，只知对症治疗，忘记了辨证论治这个根本。为此许老曾赠言中医学院的学生们："辨证论治乃中医之特色，丢掉了它，也就不称其为一个真正的中医。"

已经98岁高龄的许老，如今人老心不老，每日仍耕耘于临床，从每周一到周五，或门诊，或查房，或特需门诊，都有他忙碌的身影，患者们都赞不绝口，也不禁疑问：如此高龄，仍然神清气爽、精神矍铄的老人有何长寿秘诀？许老总是乐呵呵地说：每日看病，就是我最大的长寿秘诀。

由于声名远播，络绎不绝的患者通过各种途径寻找许老诊病，许老虽年事已高，但仍辛勤耕耘于临床。家人邀他在美国出诊，被他婉言拒绝。他觉得到国外施行中医的人鱼龙混杂，许多人对中医的领悟不够深，虽能轻易地通过打擦边球的办法在国外搞中医，但结果不伦不类、甚则误人。对此许老十分担忧，认为这样迟早会砸了中医的牌子，他坚信中医的土壤在中国。许老高尚的医德和行医态度永远是我们学习的榜样。

学术渊源及学术思想

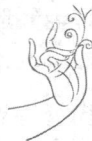

第一节　学术渊源

　　许老1945年开始接触中医，拜老家江苏名医崔省三为师，受业期满后，自立诊所开业行医；1953年参加盐城地区中医进修班学习西医一年；1956年考取南京中医学院医科师资班，系统学习中西医知识；1957年~1984年，先后担任北京中医学院附属东直门医院内科讲师、医师，附属东直门医院妇科教研室主任、妇科主任；1984年6月至今，在中日友好医院中医妇科工作，曾担任妇科主任，特聘教授，承担国家中医药管理局三批师带徒工作。许老临床内、妇、儿、外兼擅，尤以善用经方治疗妇科疑难杂病著称。许老的学术思想受张仲景辨证与辨病相结合、张景岳温补肾阳、张锡纯调治奇经的影响，治病强调温经活血、调补冲任，善用温补药物及血肉有情之品等，在临证中常使病起沉疴，效如桴鼓，尤其对妇科疑难疾病如盆腔脓肿、输卵管阻塞、子宫内膜异位症、多囊卵巢综合征、功能失调性子宫出血等有很好的疗效，深受患者的欢迎。许老为一代名医，享受国务院颁发的政府特殊津贴，并被赋予国医大师称号。

　　许老学术思想的形成与他从医学习经历、所处时代变迁、所读医学著述及临床诊病的疾病特点等有非常密切的关系。回顾许老的行医轨迹，其学术思想的形成有以下特点。

一、少年读经，理论宗《内经》，杂病法仲景，温病师吴瑭

许老年少开始随江苏名医学医，读的启蒙书籍为《黄帝内经》《难经》《神农本草经》《伤寒杂病论》《温病条辨》等经典著作，因地处江苏，时值新中国成立前夕，随老师出诊所见的多为因"伤寒""发热""出血"等前来就诊的内科病患者，许老的老师经常使用仲景经方和吴鞠通的卫气营血方剂临诊治病救人，经过跟师临床，许老对其老师反复使用的方剂，经常增减的药物，患者疗效反馈等一一揣摩，牢记在心。4年学徒后，许老遂即自行开业行医，将从老师处习来的仲景经方、鞠通方一一使用。在此过程中，用心习医的许老有了一些不同的发现和感悟：治疗一些温热病患者，由于过用寒凉药物，抑制了仅存的一丝阳气而难起沉疴，当配伍适量附子温阳之品后，反而有助于患者病情向愈。由此许老悟到，机体的阳气是健康的原动力，必须加倍呵护，过用寒凉会伤及阳气，以致机体无力抗邪，同时，寒凉易使邪气凝滞，阻碍气血运行而成血瘀，加重病情。在这一时期，许老的"温阳助阳，温经活血"的治疗思想已初露端倪。

二、壮年迁居，师法景岳

1957年许老从南京调来北京，从南到北的经历和所见疾病的变化，给许老的学术思想、诊病特点带来进一步的影响和变化。与南方多见热病不同的是，北方气候寒冷，患者素体多阳虚体寒，寒性疾病多发。鉴于上述特点，许老仔细研读了《景岳全书》，对张景岳的补肾阳、重视命门之火的理论有了较深的体会，并经常与当时的同行——现代名医印会河、赵绍琴、刘渡舟、陈慎吾、胡希恕等经方大家探讨中医临证处方和用药经验，更加确立了"温肾助阳，温经活血"的学术思想。在临床治病中，诸如桂枝茯苓丸、温经汤、二仙汤、艾附暖宫丸等温经名方，附片、桂枝、肉桂、巴戟天、鹿角霜等温阳药物，更多地出现在许老的处方中。

三、中老年专攻妇科，强调冲任作用，善用血肉有情之品

1961年许老被组织安排到妇科，至今已60余年，他不断地学习新知识，揣摩新问题，调整自己的治病处方用药思路，临证做到了信手拈来，处方精

巧，形成了一套自己独特的妇科治病思路，即病证结合、温经活血、调补冲任。在这个过程中，张锡纯的调冲、理冲、重视奇经八脉的学术思想给了许老很大的启示，结合妇科疾病的生理病理特点以及临床实践，许老开始多用鹿角胶、鹿茸蜡片、龟甲胶、阿胶、紫河车、穿山甲、蜈蚣、土鳖虫等入奇经八脉、血肉有情之品诊治妇科疾病，均获得了较好疗效。

四、经方思想影响下形成的临证要诀

许老认为辨证与辨病相结合的最早提出者是张仲景，《伤寒论》是第一部既辨证又辨病的临床专著，仲景确立的辨病分证诊治的思想体系尤为后世医家所遵循。他行医习医始终在经方的指导下，遵循张仲景辨证与辨病相结合、方证对应相结合的重要学术思想，并在此基础上发扬创新，赋以新意，使其对妇科临床更有指导意义。

现将许老以"病证结合、方证对应"为指导，运用温经活血、调补冲任药物，善用血肉有情之品治疗妇科疑难病症的临证要诀概括如下。

（1）输卵管阻塞：局部辨病为瘀血内停，胞脉闭阻，全身辨证为肝郁血滞。治疗方法是全身辨证与局部辨病相结合，处方选用四逆散加穿山甲、蜈蚣等。

（2）排卵障碍：基本病机是肾阳虚，冲任气血不足，治疗方法是补肾调肝养血，处方为自拟调冲方，在二仙汤基础上加减，喜用鹿角胶、龟甲胶、鹿茸蜡片等血肉有情之品。同时许老常结合西医检查，随证加减用药。如多囊卵巢综合征，辨证多属肾虚痰湿；卵巢功能低下，子宫发育不良者，辨证多属肝肾精血亏损；黄体功能不足者，辨证多属肾阳虚弱。在主方基础上加减用药。

（3）子宫内膜异位症与子宫腺肌病：局部辨病为瘀血阻滞胞宫胞脉，治疗以活血化瘀止痛为主，同时根据患者年龄、体质、形体、月经、症状等情况，选方用药。如伴月经量多或经期延长，体瘦者以消瘰丸加海藻、昆布、牡蛎、莪术等；如月经正常，体健或体胖，属虚寒体质者，常选用桂枝茯苓丸加三棱、莪术、水蛭、鳖甲、牡蛎等活血消癥、软坚散结之品；对于接近绝经的妇女，许老多用知柏地黄丸加软坚散结之品，滋阴清热凉血，抑制卵巢功能，促其绝经。

（4）盆腔炎性疾病后遗症：基本病机为瘀血阻滞冲任胞脉，治疗大法为温经活血，化瘀止痛。根据患者病程长短、体质强弱佐以理气、祛湿、益气、养血、清热之品，如桂枝茯苓丸、薏苡附子败酱散、小建中汤等加减。同时配合中药灌肠、热敷、离子导入、足浴、中药静脉输液等综合治疗。许老坚决主张慢性炎症慎用凉药，宜用温通。

（5）功能失调性子宫出血（简称功血）：辨别功血的重要诊断方法是辨别脉象，细数而滑多为血热，细数而缓弱则为气虚。气虚用傅青主年老血崩方加味，血热用犀角地黄汤加味。

（6）围绝经期综合征：基本病机为肾虚，阴阳平衡失调。治疗以补益脾肾、调理冲任、平衡阴阳为主。处方以二仙汤加减。

通过以上对许老学术思想形成的轨迹进行简析，其善用经方，偏于温补的思想形成由来已久，不但适用于妇科疾病，而且适用于中医其他疾病的临床实践。由此，可得出结论，反复诵读经典著作，研习名医学术思想，反复临床实践验证，逐步形成"读书—实践—再读书—再实践"的螺旋式的循环上升，是名医成才，成为大家的必经之路。

第二节　学术思想

一、对女性生理的认识

1. 女性周期轴

妇女在生理上有月经、胎孕、产育、哺乳等特点，这些生理现象主要是脏腑、气血、经络、胞宫共同作用的结果，其中与肾的关系最为密切。肾为先天之本、生命之源，主藏精气。《素问·上古天真论篇》指出："女子七岁，肾气盛，齿更发长；二七天癸至，任脉通，太冲脉盛，月事以时下，故有子……七七任脉虚，太冲脉衰少，天癸竭，地道不通，故形坏而无子也。"先天之肾气从七岁以后逐渐旺盛，到十四岁左右初步达到充实的水平，天癸已发育到极盛时期，从而导致任通冲盛，使月经按期来潮，并有受孕能力。到四十九岁左右，肾气虚衰，性功能衰退，冲任二脉逐渐衰少，天癸枯竭，故而绝经，生殖器渐次萎缩，丧失生殖能力。根据《内经》理论，可以归纳为肾气—天癸—冲任互相联系，构成调节性周期的一个轴，为女性周期调节的核心。

2. 肾的生理与妇科关系

肾的功能为藏精、主水、纳气、主骨、生髓、通脑，其华在发，开窍于耳及前后二阴。肾脏所藏之精包括先天之精和后天之精，是人体发育、繁衍后代的基本物质。精能化气，肾精所化之气称为肾气，肾气有促进人体生长、发育和生殖的功能。肾的精气包含着肾阴和肾阳，肾阴为"真阴"，肾阳为"元阳""真阳"，肾阴有濡润脏腑的作用，是人体阴液的根本；肾阳对人体各脏腑起着温煦和生化的作用，是人体阳气的根本。《难经·三十四难》曰："谓肾有两脏也，其左为肾，右为命门；命门者，谓精神之所舍也。男子以藏精，女子以系胞，其气与肾通。"《景岳全书·命门余义》曰："命门为精血之海……为元气之根，为水火之宅。五脏之阴气，非此不能滋，五脏之阳气，非此不能发。"肾阴和肾阳在人体内相互依存，相互制约，保持生理上的动态平衡，妇女精血的来源，虽有赖于脾胃的生化、统摄，肝的贮藏，肺的调节，心的运行，但必依赖于肾中阴阳的平衡，精气旺盛，精血充足才能维持妇女正常的生理活动。

3. 对天癸的认识

中医学认为天癸男女皆有之，张景岳曰："女子二七天癸至，月事以时下；男子二八天癸至，精气溢泻。"天癸有促使生殖器官发育成熟，以完成孕育、繁衍后代的功能。天癸究竟何物？自古以来说法众多，如将天癸分别称为月经、女精、肾间动气、男女之精、阴精、真阴等。妇科第一部专著《妇人大全良方》将天癸认为月信；《妇科经纶》亦将天癸认为月水，此看法无疑有误，因《内经》论"女子二七天癸至，任脉通，太冲脉盛，月事以时下，男子二八天癸至，精满溢泻"，并无月经可言，故天癸为月经解释不通。大多数医家认为天癸与肾精、肾气、血等有密切关系，《素问·上古天真论篇》指出："女子七岁，肾气盛，齿更发长；二七天癸至，任脉通，太冲脉盛，月事以时下，故有子。"其中"天癸至"之"至"字，在《现代汉语词典》中有两种解释：

其一为"到"，其二为"极"。从女性生理来看，女子月事的来潮，必须在女性生殖器官发育成熟的情况下，才能按月行经，卵巢发育成熟，才能按时排出成熟的卵子，两精相合才能受孕。由此看来，卵巢、子宫、阴道、外阴等生殖器官的发育在女子 14 岁以前就已开始了，女子 14 岁左右，其特有的性器官均已初步发育成熟。女子自二七至七七的生殖阶段，可以看成是女性一生具有生殖功能的时期，而二七可以看作极盛阶段的起点，故"至"在这里解释为"极"字较为合适。《内经》已明确地说"天癸至……月事以时下"，可见天癸与月经绝非一物。

天癸是影响人体生长、发育和生殖的一种阴精。它来源于先天肾气，靠后天水谷精气的滋养、支持而逐渐趋于成熟，在肾气充盛的前提下，天癸极盛而发挥作用，可以说肾气是天癸的发动器。随着肾气的虚衰，天癸化源亏虚，随之枯竭，而月经停止来潮。月经来潮与绝经是天癸成熟与衰竭的两种表现。

4. 补肾即补养天癸

许老在临床治疗上总结到：补肾即补养天癸。

天癸为促进生殖器官发育、生殖的物质，又具有繁衍后代的功能，故天癸在生殖过程中起着非常重要的作用。如果天癸亏虚，妇女生殖器官发育欠佳，就可致原发闭经、原发不孕。临床可见 18 岁左右月经仍未来潮、第二性征发育欠佳、肛查子宫小于正常者，亦可见婚后 2 年以上未怀孕，有月经，但子宫内膜诊刮结果呈增殖期变化，基础体温呈单相者，以上均为先天肾气不足，天癸亏虚，冲任亏损所致。临床常以补肾益精的方法为主治疗，可取得满意疗效。因天癸为肾精的一部分，填补肾精，即补天癸，常用的补肾药有鹿茸、紫河车、淫羊藿、仙茅、巴戟天、女贞子、覆盆子、杜仲、紫石英、菟丝子等。通过对中草药的现代研究发现，鹿茸含有少量的女性激素，紫河车含有促性腺激素、催乳素、促甲状腺激素及多种甾体激素，如雌二醇、雌三醇、催产素等，覆盆子含有雌酮、雌二醇、雌三醇等激素，杜仲有松弛子宫的作用等。这些药物具有调月经、帮助子宫发育及恢复性功能作用，治疗肾虚、天癸不足之妇科疾病，如崩漏、闭经、不孕、席汉综合征、围绝经期综合征等，亦可取得满意疗效。临床上治疗黄体功能不全，基础体温后半期上升不够理想的患者，通过运用以补肾阳为主的药物，基础体温后半期均有所上升，故补肾药均具有补养天癸、促进生殖器官发育、调养月经、促进孕育的作用。

5. 冲任生理功能及中西医生理病理的结合点

"冲为血海"。原出于《灵枢·海论》，是说冲脉具有主宰血海的功能，血海直接受冲脉的调摄，冲脉充盛则血海充盈，月经应时而下，冲脉亏损，则血海空虚，出现月经失调。故张景岳谓："冲脉为月经之本也。"简单说即冲主月经。

"任主胞胎"。王冰曰："谓之任脉者，女子得之以妊养也，故经云，此病其女子不孕也。"又说："冲为血海，任主胞胎，二者相资，故能有子。"说明任脉具有孕育胎儿的作用。

女子肾气盛，天癸至，任通冲盛，月经以时下，故能有子；肾气衰，天癸竭，冲任虚衰，地道不通，则形坏无子。根据《内经》的理论可以归纳为肾气—天癸—冲任互相联系，构成调节性周期的一个轴，为女性周期调节的核心。

西医学认为下丘脑—垂体—卵巢为女性性周期轴，彼此相互影响构成性周期调控的核心，中医学与西医学的两个不同轴，是有相似之处的，虽然我们不能把中医学的某一名词与西医学的某一名词划等号，但从临床上看其理论是可以相互印证的。

许老认为中医的肾气相当于下丘脑，因其主骨生髓，上通于脑，有双向调节作用，主宰着天癸、冲任行使女性的生理功能；天癸相当于垂体，为影响人体生长、发育和生殖的一种阴精物质，它来源于先天肾气，在肾气盛的前提下，天癸极盛而发挥作用；冲为血海，为月经之本，血海的盈虚靠冲脉调摄，冲脉盛则血海充盈，月经以时下，冲脉亏损，则血海空虚，月经失调，故冲脉相当于卵巢；任脉主一身阴精，主胞胎，为妊养之本，任脉通方可促使月经来潮，孕育胎儿，故任脉相当于子宫。

许老认为中医的胞脉相当于输卵管。《素问》曰："胞脉上系于心"，"月事不来，胞脉闭也。"许老认为《内经》所指胞脉相当于子宫的血管，而根据朱丹溪论述胞脉为"子宫上有两歧，一达于左，一达于右"，实指胞脉为输卵管，许老同意此观点。

此外还有外阴——阴户、阴道——阴中、排卵期——氤氲之期之对应。西医所属器官，中医均有与之相应名称，故许老认为中西医是完全可以结合的，是自然的，不是生拉硬拽的，关键是要以临床实用为前提，寻找结合点，有效地为临床服务。

二、妇科病从肾论治，兼顾肝脾

许老治疗妇科病注重肝、脾、肾三脏，尤以肾脏论治为多。他认为，尽管妇科经带胎产等特有疾病是通过冲、任、督、带，尤其是冲任二脉直接或间接的损伤表现出来，但冲、任、督、带的功能，实质上是肝、脾、肾三脏功能的体现。因冲为血海，血的来源依赖脾的化生和肝的调节，血的储藏依赖肾的闭藏和脾的统摄。任脉虽主胞胎，但气血、津液、阴精均源于脾胃的化生，而孕育和系胎又赖于肾气的盛衰，因此，补肾、调肝、健脾应是妇科病治疗大法。根据《素问·上古天真论篇》"女子七岁，肾气盛，齿更发长；二七而天癸至，任脉通，太冲脉盛，月事以时下，故有子……七七任脉虚，太冲脉衰少，天癸竭，地道不通，故形坏而无子也"的理论，许老认为，肾的功能作用在女性生理及病理上处于关键地位，肾气的盛衰是人体生殖、发育和衰老的根本。故他在临床治疗妇科病时以肾论治居多，同时兼顾肝脾。

如许老从肾论治闭经，通过补肾调经，达到调整卵巢功能、促进排卵的目的。他认为，单纯的气滞血瘀一般不会引起闭经，只有在肾虚的前提下，受环境、精神因素等影响，方可形成闭经、故理气活血通经只能作为闭经治疗过程中的一种手段，而调整卵巢功能、促排卵仍需补肾。根据患者体质和症状不同，按肾阴虚、肾阳虚、肾虚痰湿三型论治。无排卵性功能失调性子宫出血，治疗首先以止血为主，血止之后，仍需补肾调排卵；无排卵性不孕症临床以闭经和功血两大类论治，治疗宗旨仍为补肾。许老从肾论治绝经期综合征，即使肾阴虚、肾阳虚不明显，而以某些症状突出，则先对症治疗，然后仍以补肾调理阴阳收功。许老从肾论治先兆流产，从肝论治生育期功能失调性子宫出血、痛经、孕吐、子宫肌瘤及输卵管阻塞，从脾论治月经先期、绝经期功能失调性子宫出血、带下病及孕吐等病，均体现了许老治疗妇科病以肾论治，兼顾肝脾的特点。

三、中医妇科常用治疗大法与代表方剂

脏腑、气血、经络是维持和调节妇女生理活动的基础，若脏腑失常，气血失调，冲任督带损伤则会导致各种妇科疾病的发生。调理脏腑，尤其是调理肝、脾、肾三脏是治疗妇科病的关键，这是因为妇科经带胎产等特有的疾病虽然是通过冲、任、督、带，尤其是冲任二脉直接或间接的损伤所表现出来的，但从经络来看，冲、任、督、带并不是独立的经络，它附属于脏腑的奇经八脉，脏腑发生的病变会通过正经累及奇经，病发于外在奇经，也会累及正经或由正经向脏腑传变。从生理功能来看，冲为血海，而血的来源依赖脾胃之生化与肝的调节，血的贮存与分布依赖肾的闭藏和脾的统摄，任脉虽主胞胎，但气血、津液、阴津均源于脾胃的生化，而孕育和系胎又依赖于肾气的盛衰。所以，冲任二脉的功能实际上是肝、脾、肾三脏功能的体现。另外，气血失调所发生的病变，究其根本仍应归结于脏腑，因气血的功能与物质均来源于脏腑，脏腑安和，则气血调畅，所以脏腑功能失调，尤其是肝、脾、肾三脏病变是妇科病发生的主要原因，调肝、健脾、补肾是妇科病的治疗大法。下面根据肝、脾、肾三脏的生理功能及对妇科病的影响，谈谈妇科临床最常选用的方剂及组方特点。

1. 调肝

肝属风木，喜条达，为藏血之脏，体阴用阳，为冲任二脉之所系。妇女经、孕、产、乳等生理活动均以血为用，以血为本，肝脏功能失调可导致多种妇科疾病。根据肝脏的生理特性，调肝包含养肝血和疏肝气两方面，妇科代表方为逍遥散（柴胡10g、当归10g、白术10g、茯苓10g、白芍10g、甘草6g、薄荷6g、生姜3片）。若以肝血虚为主，常用方为四物汤（熟地10g、当归10g、白芍10g、川芎10g）；若偏于肝气郁，则在养肝血基础上，加用平和理气药。

逍遥散为调肝代表方，当归、白芍养肝血，柴胡疏肝气，茯苓、白术扶土以生木，适用于肝郁血虚、脾失健运所致各种妇科病。鉴于妇女经、孕、产、乳血不足而气有余的特点，逍遥散组方尤为适合于治疗妇科病。方以当归、白芍两味养肝血，而柴胡一味疏肝气，体现了妇科病治疗以养血为主，肝血得养则肝气不郁的治肝特点，这在妇科治肝用药上尤为重要。

若过于疏肝，会使肝阴愈虚而肝气愈郁，即使临床肝郁症状表现明显，也应选用平和的理气药，如制香附、合欢皮、萱草、炒薄荷、黑芥穗等，使其理气而不伤血。若伴肠胃胀气，可选用佛手、香橼皮、橘叶等较为平和的理气药。

柴胡、当归、白芍是妇科临床最常用的调肝药。在三药用量上应根据病情需要加以调整：若月经提前伴肝郁，柴胡用量宜小，用 3~5g 或用醋柴胡，以防辛开助血妄行，反之则用量加大，一般为 10g；当归、白芍两药一动一静，剂量不同，疗效亦有变化，若月经提前、量多，白芍用量应大于当归，反之当归用量大于白芍，当归最大量可用至 30g。若临床未见脾虚症状，可不必选用茯苓、白术。若肝郁症状较重，可加薄荷以助柴胡疏肝。

四物汤为补肝代表方，有养肝血、柔肝体之意。方中以熟地、白芍养血柔肝；当归、川芎养血活血，两相结合，有补有泻，补而不滞，为妇科补血活血的良方。临床应用可视补血、活血孰轻孰重，在药味和剂量上加以调整：若以补血为主，重用熟地、白芍，可加砂仁以防滋腻碍胃；若以活血为主，则重用当归、川芎，稍加白芍养血收敛，防止活血太过而伤阴血。

2. 健脾

脾为后天之本，气血生化之源，主运化、统血及升提气机，与妇女生理、病理有密切关系。若脾功能失调，亦可引起多种妇科疾病。健脾代表方有归脾汤（人参 10g、白术 10g、黄芪 20g、茯神 10g、当归 10g、远志 10g、龙眼肉 10g、酸枣仁 10g、木香 1.5g、生姜 3 片、大枣 6 枚）、完带汤（人参 10g、白术 10g、山药 15g、苍术 10g、陈皮 10g、甘草 6g、柴胡 5g、白芍 10g、荆芥穗 5g、车前子 10g）、补中益气汤（人参 10g、白术 10g、黄芪 20g、当归 10g、陈皮 10g、升麻 3g、柴胡 3g）。

归脾汤是妇科补血的代表方，临床常用于治疗脾虚不摄引起的月经过多、崩漏并继发贫血者。方中以四君子汤（党参 10g、白术 10g、茯苓 10g、甘草 6g）加黄芪补气摄血，配合远志、酸枣仁、龙眼肉养血安神；木香一味为引经药，引大队补药归于脾经，全方共奏补气摄血、养血安神之功。

完带汤临床用于治疗脾气虚弱、带脉不固的带下病，属于身体虚弱造成的功能性带下，无生殖器炎性指征，临床表现为带下清稀无味，连绵不断。在应用此方时，常加用鹿角霜、菟丝子、覆盆子等温肾止带之品。

补中益气汤临床常用于治疗阴挺。因气虚可引起子宫韧带松弛，造成子宫及阴道黏膜脱垂，补脾可加强升提子宫作用。方中以人参、黄芪、白术、甘草健脾益气；当归、陈皮活血行气，有补必兼行之用；升麻、柴胡稍用以助升提，用3~5g即可，不可过量，因参芪术草甘温之药皆具上升之性，若过用升药，可引起头晕。方中亦可加枳壳、益母草促进子宫收缩，枳壳配方中白术，亦称枳术丸（白术30g、枳壳30g），有很强的收缩子宫作用。

3.补肾

肾为先天之本，乃水火之脏，是人体生长、发育、生殖的根本。肾是天癸之源，为冲任之本。女性肾气盛，肾阴肾阳平衡，则任通冲盛，体健经调，胎孕正常。反之，则经、孕、胎、产诸病丛生。肾在女性生理和病理上有着特别重要的作用。妇科补肾代表方为左归丸（熟地10g、山药15g、山萸肉10g、枸杞子20g、川牛膝10g、菟丝子30g、鹿角胶10g、龟甲胶10g）、右归丸（熟地10g、山萸肉10g、山药15g、枸杞子20g、菟丝子10g、鹿角胶10g、杜仲10g、当归10g、肉桂5g、制附子10g）、五子衍宗丸（枸杞子20g、菟丝子30g、五味子10g、沙苑子20g、车前子10g）。

由于肾的主要功能是藏精，只宜封藏，不宜泄露，故治肾应以补益为法。肾阴虚宜甘润壮水以滋养；肾阳虚宜甘温益气以温煦。但在用药上还应考虑到肾为水火之脏，阴阳互根，"善补阳者，必于阴中求阳；善补阴者，必于阳中求阴"。因此，左归丸、右归丸是妇科临床最常用的补阴以配阳、补阳以配阴的方剂。在补肾阴和补肾阳的药物搭配上，一般可采用"三七开"的原则：补肾阴用七分阴药，三分阳药，补肾阳用七分阳药，三分阴药。

五子衍宗丸为平补肾阴肾阳之剂。原方以枸杞子、五味子滋补肝肾，菟丝子、覆盆子温肾益精，四药虽有偏重，但作用平和，无滋腻与温燥之忧，车前子通利下窍，四补一开，补必兼行。全方补肾固精，适用于肾虚崩漏、不孕等证，适宜长期服用。

在临床应用时，可以女贞子、沙苑子替代五味子、覆盆子，组成新的五子衍宗丸。因女贞子较五味子更长于滋补肝肾之阴，沙苑子温肾固摄，但温而不燥，助阳之力强于覆盆子。此方虽仍为平补之剂，但温肾固精作用更为显著。

由于肝藏血，肾藏精，肝肾同源，临床上可见到肝郁肾虚所致月经前后不定期的患者。肝过于疏泄，则月经提前、量多，肾过于封藏，则月经错后、量少，故治疗应以调肝补肾为法，代表方为《傅青主女科》中的定经汤（柴胡 10g、当归 10g、白芍 10g、山药 15g、菟丝子 15g、黑芥穗 5g）。其中柴胡、当归、白芍调肝，山药、菟丝子补肾，黑芥穗调气，有补必兼行作用。

小结 临床疾病复杂多变，组方应根据病情灵活运用，方剂相互搭配，以适合病情需要。如治疗大法以补益肝肾为主，则用四物汤合五子衍宗丸加减；若以调肝理脾为主，则以逍遥散加减；若以调肝补肾为主，则以定经汤加减。如此灵活应用，方可以不变应万变。

对于妇科病的治疗，除了调肝、健脾、补肾三大法则，活血化瘀也是治疗妇科病的重要方法之一。随着中西医结合研究的深入开展，活血化瘀法在妇产科领域已越来越受到重视，并广泛应用于一些疑难病证的治疗。掌握和运用好活血化瘀法，对妇科医生来说亦是十分必要的。

对于血瘀证，一般多以活血化瘀和破瘀消癥为总的治疗原则，同时配合理气、温经、凉血、软坚等治疗。活血化瘀法主要针对血瘀气阻，血行滞涩之证，常用方剂为桃红四物汤（桃仁 10g、红花 10g、熟地 10g、当归 10g、白芍 10g、川芎 10g）、生化汤（当归 10g、川芎 10g、桃仁 10g、炮姜 10g、甘草 6g）或四逆散（柴胡 10g、枳实 10g、赤芍 10g、生甘草 10g）加丹参、三七等；破瘀消癥法主要针对血瘀日久，凝聚成块或阻塞脉道之证，常用方剂为瓜蒌根散（桂枝 10g、䗪虫 10g、桃仁 10g、天花粉 10g）、桂枝茯苓丸（桂枝 10g、桃仁 10g、赤芍 10g、茯苓 15g、牡丹皮 10g）、抵当汤（水蛭 10g、䗪虫 10g、桃仁 10g、酒大黄 10g）等。

上述两种法则是根据血瘀的不同程度而设。前者不一定为有形的瘀血，或仅仅表现为血行缓慢，不够通畅；而后者则已见有形凝块，故掌握活血药的作用强度及适用范围十分重要。若针对无形的瘀血（仅表现为血行缓慢者），一般选用当归、川芎、益母草等活血药；若有形瘀血尚不明显时，可选用桃仁、红花、蒲黄、五灵脂等化瘀药；对于有形的血块，应选用三棱、莪术、血竭、苏木等破血药；而对于有形的死血，则应选用水蛭、䗪虫、虻虫等虫类逐瘀药。

临床可以《金匮要略》中的瓜蒌根散作为逐瘀首选方，因为䗪虫是力量最强的逐瘀药，方中桂枝配桃仁、赤芍活血化瘀，配虻虫破瘀消癥，在大队活血药中加天花粉养阴收敛，以防活血太过。全方选药合理，搭配有当，是很好的逐瘀之剂。

生化汤是产后、人工流产及药物流产后常用的活血化瘀、促进子宫收缩方剂。桂枝茯苓丸常用于治疗子宫肌瘤和卵巢囊肿，但对巧克力囊肿效果不佳。四逆散加丹参、三七等活血通络药治疗盆腔炎、附件炎、输卵管不通属气滞血瘀者，有很好的疗效。

四、对中西医两大学科的看法

许老认为中西医两大学科各有所长，应互相取长补短，辨证与辨病相结合。他认为西医诊断注重局部病变，而中医诊断注重全身影响；西医治疗偏重共性，较少考虑个体差异，相同的病用同一份药，治疗规范化、程序化，而中医治疗偏重个性，量体裁衣，每个人用一份药。因此，辨证与辨病的结合实际上也就是整体与局部、个性与共性的结合，既全面又有重点，可避免治疗的片面性，提高治愈率。

许老认为对于中医来讲，应尽可能多地了解和掌握西医学知识这是时代的需要，它可带给我们几大益处。

（1）西医的诊断可以作为中医四诊手段的补充，使我们辨证更加准确。

（2）西医的诊断可作为中医治疗前后疗效对比的证明，易使医学界所承认。

（3）指导治疗：有些病，中医诊断常无特异性症状，如"卵巢囊肿""输卵管阻塞"等病，但B超或输卵管造影可发现阳性指征，治疗应"无证从病"，以局部辨病治疗为主；而有些病，西医检查无阳性指征，如一些妇女白带多，质清稀，但阴道涂片无异常发现，治疗则应"无病从证"，以中医辨证治疗。

五、主张辨证与辨病相结合，方证对应相结合

1. 辨证与辨病相结合

许老认为"辨证与辨病相结合"的最早提出者是张仲景，《伤寒论》是

第一部既辨证又辨病的临床专著，仲景确立的辨病分证诊治的思想体系尤为后世医家所遵循。但随着西医学科学技术的发展和进步，传统的辨病与辨证已越来越不能满足人们认识和治疗疾病的需求，其局限性已渐渐在临床显露。克服这种局限性，逐步利用西医学的辨病指标，弥补传统的辨病与辨证方法之不足，已成为中医学术发展中的一个突出问题。建立辨证与辨病（指西医的病）相结合的辨证论治新体系，是中医学术界的努力方向之一。

许老认为将原属西医学的辨病指标转化为具有中医特色的辨证指标，不仅可提高辨证的客观性和准确性，而且还给传统的辨证思维方式以新的思路。临床可根据患者当时的情况，灵活应用"证病结合"或"无证从病、无病从证"及"舍证从病、舍病从证"等取舍方法，沟通两者对疾病本质的认识，进而提高疗效。如盆腔炎病变可在辨证论治基础上，根据局部病变的性质、程度等具体情况作针对性的加减用药，如附件增厚、压痛明显，加蒲公英15~30g、龙葵15~25g、桃仁10g；附件炎性包块，加莪术10g、皂角刺10g、王不留行10g；输卵管结核加蜈蚣3~5条、夏枯草10g。这样可使治疗更有针对性。

2. 方证对应相结合

许老认为辨证论治是中医的特色和优势，但临床施用时尚有不足之处。首先是辨证的质量，不仅要受一系列客观因素的影响，而且由于医者学术见解与临证思维的不同，在提取和利用四诊信息时常显现出差异，这是辨证论治体系难以解决的矛盾。其次，纵然辨证无差异，而选方却可出现差别，因为根据辨证结论而确立了相应的治法后，可供遣选的方剂不只一首，这样在实施辨证论治时，医者在辨证和选方两个关键环节上都有可能发生差异。因此，许老推崇张仲景在创立辨证论治的同时，所提出的方证对应的治疗原则，即"有是证用是方"的方法，此处方剂包括经方、时方、民间验方。临床症状只要与方剂中典型适应证相符（有时但见一症便是），即可信手拈来，而不受八纲、脏腑、病因等辨证方法的限制。如许老临床治悬饮，多首选十枣汤，其典型适应证为咳喘、胸痛，或胸腔积液；治淋证，多选用四草一根汤（民间验方），其典型适应证为尿频、尿热、尿痛。这些验方均经得起重复，只要掌握得当，即有显著疗效。

六、敢于创新，师古而不泥于古

许老重视经典著作，善用经方，常言仲景之方药少力专，用当通神。他师古而不泥于古，敢于创新。他认为掌握古方之精髓，应消化为己有，古为今用，始称继承发扬中医学。如他将《伤寒论》方四逆散大胆应用于妇科临床，治疗输卵管阻塞、盆腔炎、闭经、痛经、经期头痛等病效果甚佳。

四逆散在《伤寒论》中用于治疗少阴枢机不利，阳气不得宣达的四肢逆冷证。许老经过深入分析方剂组成，认为此方既有宣达郁滞、解痉止痛功效，又有解热、镇痛、消炎等药理作用，对于妇科盆腔炎症及气滞血瘀所致闭经、痛经、头痛等疾患均可化裁使用。他以四逆散加丹参、三七、蒲公英治疗慢性炎症，加穿山甲、路路通、皂角刺、桂枝治疗输卵管不通，加丝瓜络、青蒿、薄荷、乌梢蛇或蜈蚣治疗经期头痛，加当归、川芎治疗闭经、痛经等病均取得较好疗效，给妇科病治疗以新的思路。但他强调在运用四逆散时，一定要注意患者月经及大便情况，若月经提前、量多者，四逆散应慎用或禁用，因该方理气活血作用较强，易促使月经更为提前。方中枳实可行滞导便，大便稀溏者亦应慎用。

许老在临床常借鉴《伤寒》《金匮》方治疗多种妇科疾病，扩大了古方的应用范围。如他以桂枝茯苓丸加丹参、三七治疗卵巢囊肿，黄芪建中汤加当归、三七治疗久治不愈的慢性盆腔炎，肾着汤加石楠叶治疗经后腰痛，胶艾四物汤治疗经期、妊娠、产后寒瘀下血者，当归芍药散加鹿角霜治疗甲状腺功能低下所致的闭经及经前腹痛、浮肿等症，吴茱萸汤治疗妊娠恶阻等等。他对经方运用自如，堪称一绝。

七、治病以调理脾胃为先

许老临证尤为重视脾胃情况，他认为人体免疫功能的强弱关键在于脾胃功能是否强壮，脾胃功能低下会直接影响药物吸收，且更加重肠胃负担，故在临床，若遇妇科病伴有脾胃功能低下或抵抗力低，易感冒，体质虚弱患者，许老均以调理脾胃为先。临床许老常用的调理脾胃方有以下 3 个。

1. 参橘煎

组成：太子参 15g，橘叶 15g，砂仁 5g，谷麦芽各 15g 等。

主治：食欲不振，纳后腹胀，大便不调，乏力，舌质淡，少苔，脉细弱。若苔腻，加厚朴。本方可振奋脾胃功能，改善营养状况，适于长期服用。

2. 理中汤

组成：党参 30g，炒白术 30g，干姜 6g，炙甘草 10g。

主治：肠胃虚寒，脐周痛，大便稀，脉细弱。在此基础上常加当归、香附养血调气。

3. 藿朴夏苓汤加味

组成：藿香 10g，厚朴 10g，半夏 10g，茯苓 20g，陈皮 10g，甘草 10g，薏苡仁 10g，白蔻仁 5g，滑石 25g，神曲 10g 等。

主治：纳差，恶心呕吐，舌质红，苔黄腻。

专病论治

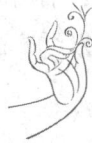

一、辨证与辨病相结合治疗不孕不育症

近年来不孕症的发病率在不断上升，就临床门诊病种统计，有将近一半属不孕症患者。对于不孕症的治疗，中医学积累了丰富的经验，尤其是近十几年来，随着中西医结合步伐的加快，中医越来越多地借鉴和采用了西医的诊断技术和检测方法，并在此基础上辨证施治，使治疗效果显著提高。许老在临床治疗不孕症即采用中西医结合的方法，以西医的诊断弥补中医望、闻、问、切四诊辨证之不足，将辨证与辨病有机结合，逐步形成了自己一整套诊断和治疗规范。

引起女性不孕症的主要原因有排卵障碍、精卵结合障碍、免疫性障碍、营养不良及不明原因等，男方最常见的病因为精液异常。现将许老对以上原因所致的不孕症的中医辨证思路、有效剂及相关的病案总结如下。

（一）排卵障碍性不孕

排卵障碍是导致女性不孕症的主要原因之一，占不孕症的 25%~30%。患者除不孕之外，常同时伴发月经失调、闭经、多毛、肥胖等症状。西医学认为，下丘脑—垂体—卵巢生殖轴的任何部位发生功能或器质性改变，均可导致暂时或长期的排卵障碍。临床常见的疾病有闭经、高泌乳素血症、多囊卵巢综合征、未破裂卵泡综合征、黄体功能不足等。

中医认为，无排卵或排卵障碍导致的不孕症应属中医领域的肾虚范畴。因肾藏精，为生殖之本，它主宰着脑、天癸、冲任、胞宫间的功能调节和控制，这与西医学的中枢神经系统通过下丘脑和垂体、卵巢间的生殖功能调节有相似之处。肾气旺盛，肾精充实，气血调和，任通充盛，男女适时交合，两精相搏，胎孕乃成。若肾虚，冲任失调，则胞宫不能摄精成孕。因此，补肾应为治疗排卵障碍性不孕症的大法，但在临床应用时，尚需根据患者的症状、体征及病情特点，辨别阴虚、阳虚、挟痰挟瘀，治疗有所偏重。排卵障碍的主要症状为月经失调，临床上许老通常以闭经和崩漏两大类进行辨证治疗。

1. 闭经类（包括月经稀发、月经过少）

根据《内经》"肾气盛，天癸至，太冲脉盛，月事以时下"的理论，闭经当以肾虚论治。通过补肾调经，达到调整卵巢功能、促进排卵的目的。需要注意的是，单纯气滞血瘀一般不会引起闭经，只有在肾虚前提下，受环境、精神因素等影响，方可形成闭经。故理气活血通经只能作为闭经治疗过程中的一种手段，而调整卵巢功能，促排卵仍需补肾。根据患者体质和症状不同，临床一般可分为肾阴虚、肾阳虚、肾虚痰湿三种证型。

一般初诊闭经患者，应审其有无月经来潮之势，若白带较多，乳房胀，小腹坠胀，脉滑或 B 超示子宫内膜增厚，可选用瓜蒌根散通经：桂枝 10g，桃仁 10g，蛮虫 10g，赤白芍各 10g，花粉 10g。

若闭经患者无月经来潮征象或经过活血通经月经来潮后，则按肝肾阴虚或脾肾阳虚或肾虚痰湿辨证用药，调整卵巢功能，促排卵。①偏肝肾阴虚或无明显征象者，可选用熟地 10g，当归 30g，白芍 10g，山萸肉 10g，紫河车 10g，枸杞子 20g，女贞子 20g，川断 30g，香附 10g，益母草 20g 等。②偏肾阳虚者，可选用仙茅 10g，淫羊藿 10g，巴戟天 10g，肉苁蓉 10g，女贞子 20g，枸杞子 20g，沙苑子 20g，菟丝子 20g，香附 10g，益母草 20g 等。③体胖，肾虚痰湿之体，可选用鹿角霜 10g，生黄芪 30g，当归 30g，白术 15~30g，枳壳 15g，半夏 10g，昆布 10g，益母草 20g 等。此方可消除卵巢周围痰脂，刺激卵泡突破，恢复排卵。经临床观察，一般患者先体重减轻，继之月经恢复正常。

治疗闭经，一般为通补交替。闭经患者多无白带，若治疗后白带增多，乳房及小腹胀为治疗有效，可用活血通经药 1 周。若不来月经仍继续调补。

以闭经为主要症状的内分泌疾病如高泌乳素血症、多囊卵巢综合征、甲状腺功能低下等，由于症状及病理变化各有其特点，可在辨证的基础上选择

专病论治

有针对性的药物加以治疗，辨证与辨病相结合，以提高治疗效果。①高泌乳素血症：本病以月经稀发或闭经、不孕、溢乳为主症，主要病机为肝郁肾虚，冲任失调，气血紊乱。治疗应在补肾基础上，疏肝退乳，引血下行。临床可选用柴胡、香橼皮调理冲任之气，炒麦芽退乳，牛膝引血下行。②多囊卵巢综合征：本病以月经稀发或闭经、不孕、肥胖、多毛为主症，根据其体胖、卵巢囊性病变、包膜增厚等特点，辨证应以肾虚痰湿为主，在补肾的基础上配伍半夏、陈皮、南星、昆布等化痰之品，同时配合丹参、穿山甲活血通络促排卵，此法与西医学行腹腔镜下对卵巢激光打孔促排卵有异曲同工之妙。③甲状腺功能低下：本病以月经稀发或闭经、不孕、浮肿、基础代谢低、性功能减退为主症，主要病机为脾肾阳虚，治疗以温肾健脾法提高甲状腺功能。临床常选用当归芍药散加鹿角霜、生黄芪、益母草等药。

验案 崔某，女，31 岁，已婚。

初诊：1995 年 5 月 5 日。

[主诉] 结婚 7 年未孕。

[现病史] 患者婚后夫妇同居，未避孕亦未怀孕，男方精液检查正常。曾行子宫输卵管碘油造影示双侧输卵管通畅。取子宫内膜，病理诊断为增殖期变化。近半年测基础体温均为单相。平素性情抑郁，腰部酸痛，经前小腹发胀。舌质正常，脉沉细。月经 15 岁初潮，4 天 /28~34 天，量中，色正，痛经（–），末次月经日期：4 月 20 日，孕 0。妇科检查：正常盆腔。

[辨证] 肾虚肝郁。

[治则] 补肾疏肝。

[处方] 紫河车 15g，巴戟肉 10g，柴胡 10g，当归 15g，生白芍 15g，制香附 10g，益母草 20g，7 剂。

嘱患者继续测基础体温。

二诊：1995 年 5 月 15 日。服上药后，心情舒畅，小腹胀痛减轻，仍感腰酸，月经周期第 26 天，基础体温单相。上方加淫羊藿 10g，鹿角霜 10g，7 剂。

三诊：1995 年 5 月 26 日。月经于 5 月 19 日来潮，经量较前增多，带经 5 天净。现腰酸减轻，继服 5 月 5 日方 14 剂。

四诊：1995 年 6 月 16 日。药后诸症缓解，基础体温于月经周期第 25 天上升，现为高温相第 5 天，轻度乳胀，继服上方 7 剂。

五诊：1995年6月26日。月经于6月18日来潮，经量，经色均正常，现无不适，舌脉同前，继服上方20剂。

六诊：1995年7月24日。末次月经6月18日，现未来潮，基础体温高温相已持续17天，患者感乳房胀痛，嗜睡，查尿妊免为阳性。诊为"早孕"，遂改用寿胎丸加味以补肾固冲安胎。

按语：患者平素情志抑郁，加之久不受孕，肝气郁滞，无排卵首当责之肾虚，故肾虚肝郁为其发病的主要机制，月经见后期，不孕，故治疗应补肾与调肝并重。在药物的选用上，肾气盛，精血足，是卵子成熟的物质基础，故选用紫河车、巴戟肉、当归、白芍补肾益精，养血和血；而肝气条达、气机通畅是卵子顺利排出的必要条件，故选用柴胡、香附疏肝解郁，调畅气机；配益母草祛瘀生新，为孕卵着床做准备。应用该方则精充血足，任通冲盛，月事正常，胎孕乃成。

2.崩漏类（包括月经先期、经期延长）

崩漏在临床多见于青春期和更年期妇女，育龄期妇女较为少见，育龄期常表现为经期延长或经前少量出血等，即西医所指黄体功能低下。

崩漏的发病机制仍属肾虚，肝肾功能失调。由于本病在临床以子宫不规则出血为主要表现，故治疗应首先以止血为主，血止之后，再补肾调肝，调整卵巢功能，恢复排卵。

崩漏出血期，一般以气虚、血热、血瘀三型辨证论治，具体治疗方法如下。

（1）气虚者，用温阳止血方（自拟方）：鹿衔草30g，党参50g，当归10g，三七粉6g（分冲）。

（2）血热者，以犀角地黄汤加减，犀角可用玳瑁或水牛角代替，玳瑁20g，生地30~50g，牡丹皮15~30g，生白芍15~30g，三七粉3g（分冲）等。

（3）若小量出血不止，久治不愈患者，应考虑血瘀证，以生化汤加减。

（4）对于出血时间较长者，一般多在辨证基础上加用黄芩、蚤休、桑叶、黄柏等清热解毒凉血之品，以防止感染。

（5）血止后，继以调整月经周期，恢复排卵，方法基本同闭经。疗程一般需3~6个月。

（6）对于黄体功能不全，表现为经前少量出血，基础体温双相，但高温期短者，一般以调肝补肾法为主，方选定经汤加减：柴胡 10g，当归 10g，白芍 10g，山萸肉 10g，山药 20g，紫河车 10g，菟丝子 50g，川续断 30g，制香附 10g，益母草 10g 等。此方可促进黄体发育，增进黄体功能。

（7）若为黄体萎缩不全，表现为经期延长，基础体温下降缓慢者，则以活血化瘀法，促进子宫内膜剥脱，方选瓜蒌根散（见前）。

验案 1 焦某某，女性，32 岁。

初诊：2004 年 10 月 8 日。

[主诉] 月经紊乱 6 年余，阴道不规则出血 1 月余。

[现病史] 患者既往月经规则，1998 年 6 月行药流术后出现月经紊乱，后经中西药物治疗效果不佳，1998 年 11 月诊断为"子宫内膜囊腺性增生"。先后服用妇宁、妇康、结合雌激素片、枸橼酸氯米芬胶囊等药物治疗，服激素类药期间月经基本规则。2002 年停用激素后再次出现月经紊乱，间断服用中药治疗，月经偶尔规律。前次月经：7 月 17 日，末次月经：8 月 17 日，阴道出血至今未净，量时多时少。患者 10 月初曾有过 4 天类似正常月经样出血，此后阴道出血减少，至今未净，出血色红，偶有小血块，无发热，不伴腰腹部疼痛，无头晕、心慌、乏力等，饮食及大小便正常。近 6 年未避孕而未怀孕。

[月经婚育史] 月经 11 岁初潮，7/24~25 天，量中，色红，痛经（-）。月经紊乱 6 年余。28 岁结婚，配偶年长 3 岁，体健。性生活正常，否认性病史。孕 1 产 0。1998 年药流后，一直未避孕也未怀孕。

月经垫上见少量鲜红色出血，余暂时未查。

2004 年 8 月 19 日我院内分泌检查：结果均在正常范围。

[西医诊断] ①阴道不规则出血原因待查（功能失调性子宫出血？）；②继发性不孕症。

[中医诊断] ①崩漏（肾虚血瘀）；②断绪（肾虚血瘀）。

[治则] 益气止血，佐以清热。

[处方] 生黄芪 60g，当归 10g，三七粉 3g（冲），女贞子 20g，墨旱莲 20g，仙鹤草 50g，茜草 10g，乌贼骨 30g，紫草 10g，蒲公英 30g，3 剂。

二诊：2004 年 10 月 11 日。患者阴道出血量较前明显减少，色鲜红，无血块，无腰酸、下腹痛，无发热，无头晕、心慌。舌淡，苔薄白，脉沉细略滑。饮食可，大小便正常。余无不适主诉。拟益气清热，凉血止血。

[处方] 生黄芪60g，赤芍10g，三七3g（冲），蒲公英20g，紫草10g，3剂。

三诊：2004年10月14日。患者阴道出血量较前增多，色鲜红，无血块，无腰酸、下腹痛。无发热，无头晕、心慌。舌淡，苔薄白，脉沉细略滑。饮食可，大小便正常。余无不适主诉。拟益气缩宫，清热止血。

[处方] 生黄芪60g，三七粉3g（冲），蒲公英20g，野菊花20g，生白术30g，枳壳15g，5剂。

四诊：2004年10月21日。患者阴道出血量少，色鲜红，无血块，无腰酸、下腹痛，无发热，无头晕、心慌。饮食可，大小便正常。舌淡，苔薄白，脉沉细略滑。仍法拟益气养血，化瘀止血，加罂粟壳以收涩止血。

[处方] 生黄芪60g，三七粉3g（冲），当归6g，益母草10g，罂粟壳10g，山萸肉10g，生白术30g，枳壳15g，5剂。

五诊：2004年10月29日。患者阴道出血干净。无腰酸、下腹痛，无发热，无头晕、心慌。饮食可，大小便正常。舌淡，苔薄白，脉沉细略滑。拟补肾固冲。

[处方] 仙茅10g，淫羊藿10g，巴戟天10g，肉苁蓉10g，女贞子20g，枸杞子20g，沙苑子20g，菟丝子20g，香附10g，益母草20g，鹿茸蜡片3g，麦冬10g，7剂。

六诊：2004年11月5日。患者最近工作过度劳累，阴道出现少量出血，时有时无。余未诉不适。舌质淡，脉沉细。拟益气活血止血。

[处方] 红参50g（另煎），三七粉3g（冲），益母草30g，当归6g，7剂。

七诊：2004年11月12日。阴道出血干净5天，未诉其他不适，基础体温偏高。舌质淡，脉沉细。拟补肾养血活血。

[处方] 红参20g，鹿茸蜡片3g，当归20g，何首乌20g，熟地20g，菟丝子50g，川芎6g，益母草20g，20剂。

八诊：2004年12月10日。患者基础体温上升9天似有下降，白带量较多，饮食、二便正常。舌质淡，脉沉细。法拟补肾气，调冲任。

[处方] 党参30g，鹿茸蜡片3g，当归10g，山萸肉10g，紫河车10g，羌活6g，熟地20g，川断30g，7剂。

九诊：2004年12月17日。患者2004年12月11日基础体温下降，月经来潮，4天干净，月经量中等，色鲜红，有小血块，无痛经。现一般情况好，饮食、二便正常。舌质淡，脉沉细。法拟补肾气，调冲任。

[处方] 党参30g，鹿茸蜡片3g，当归10g，山萸肉10g，紫河车10g，羌活6g，熟地20g，川断30g，生黄芪30g，沙苑子30g，7剂。

[治疗结果] 此后2月余，患者处方基本以上方加减，基础体温示典型双相，第3个月体温未降，2005年3月17日B超检查提示宫内早孕，觉乏力明显，许老予滋阴固肾安胎治疗：西洋参20g，麦冬10g，五味子10g，川断10g，菟丝子50g，沙苑子30g，莲子10g，苎麻根10g，鹿茸蜡片3g。

按语：患者主因月经紊乱6年余，阴道不规则出血1月余就诊，中医诊断为"崩漏"。患者6年前药流，损伤肾气及胞宫胞脉，导致气血不足，气虚推动乏力，则蓄血留瘀，肾虚血瘀，冲任失固，统摄无权，导致阴道下血，量时多时少，淋漓不净。肾虚导致胞脉闭阻，两精难于相合，故难于成孕。阴道出血量少，有小血块，为血瘀之象，舌脉亦为肾气虚之象。纵观脉症，病位在冲任胞脉，病性属虚实夹杂，证属肾虚血瘀。出血期，因患者始终脉沉细，辨证为气虚血瘀，止血拟益气活血止血，因出血时间长久，酌情加蒲公英等清热解毒凉血之品，以防治感染，同时亦可起反佐之用。血止后调补肾冲任最为要务，方中除选用补肾养血的山萸肉、紫河车、熟地、川断、沙苑子等，还有益气养血活血的当归、生黄芪等，尤其值得一提的是鹿茸蜡片，虽然药物价格较贵，但其药效专力洪，对长期功血，对西药激素治疗有顾虑的患者，其补肾阳的作用非常理想，确能起到非常明显的效果。

验案2 陈某某，女性，27岁，已婚。

初诊：2004年11月18日。

[主诉] 月经紊乱10余年，阴道不规则出血2月余。

[现病史] 10年前无明显诱因出现月经后期（2~3个月一行），因无其他不适症状，故未予重视。1998年6月，月经2月余未至，来潮后20天未净，经口服中药十余剂血净（具体用药不详），而后仍月经2~3月一行，此期间曾有2次月经3月余未至，经肌内注射黄体酮后，月经来潮。末次月经：2004年9月10日，量多，色红，有血块，1周后出血量减少，持续1个月未止，经我院门诊中药治疗，2004年10月29日阴道出血明显减少，但淋漓不断。B超示：子宫内膜厚0.45cm，子宫、双附件未见异常。2004年11月7日无明

显诱因阴道出血再次增多，色鲜红，有血块，经口服中药治疗未见明显好转故来诊。现阴道出血量中，色鲜红，有血块，无腰腹痛，无发热，无明显头晕、心慌、乏力等，睡眠好，纳可，二便调。

［月经婚育史］月经 10 岁初潮，6~7/60~90 天，量多，色鲜红，有血块，痛经（−）。前次月经：2004 年 7 月 15 日，末次月经：2004 年 9 月 10 日。24 岁结婚，配偶年长 9 岁，患高脂血症。性生活正常，否认性病史。孕 0 产 0。

［查体］一般情况可，无贫血貌，胸腹查体无明显阳性体征。妇检：月经垫上见中等量出血，色红，余暂时未查。

［西医诊断］功能失调性子宫出血。

［中医诊断］崩漏（气虚血瘀）。

［治则］益气调经，化瘀止血。

［处方］生晒参 20g，当归 15g，生黄芪 30g，三七粉 3g（冲服），茜草 10g，乌贼骨 30g，仙鹤草 30g，枳壳 10g，荆芥炭 10g，瞿麦 10g，益母草 10g，7 剂。

二诊：2004 年 11 月 23 日。今日患者仍有阴道出血，量中等，色淡红，偶有血块。无腰腹疼痛，无发热，时有头晕、心慌、乏力等症，睡眠佳，纳可，二便调。舌淡，苔薄白，脉沉细略滑。患者脉沉细略滑，考虑有热象，故换口服方，法拟凉血止血。嘱患者卧床休息，避免活动后出血量增多。

［处方］水牛角丝 30g，生地 15g，牡丹皮 10g，白芍 20g，茜草 10g，乌贼骨 30g，瞿麦 10g，荆芥炭 6g，阿胶 10g，仙鹤草 30g，炒白术 30g，5 剂。

三诊：2004 年 11 月 28 日。患者今日阴道出血量减少，色鲜红，无血块，无腰酸、下腹痛，无发热，无头晕、心慌。饮食可，大小便正常。舌淡，苔薄白，脉沉细。口服中药仍法拟益气养血，化瘀止血，加罂粟壳以收涩止血。

［处方］生黄芪 60g，三七粉 3g（冲服），当归 6g，益母草 10g，罂粟壳 10g，山萸肉 10g，生白术 30g，枳壳 15g，3 剂。

四诊：2004 年 12 月 1 日。患者阴道出血止，未诉不适，服用补肾疏肝药善后。

2004 年 12 月底月经来潮，5 天干净。8 个月后来门诊告之妊娠。

按语：患者主因月经紊乱 10 余年，阴道不规则出血 2 个月就诊，中医诊断为"崩漏"。患者先天禀赋不足，肾气虚弱，加之经期摄生不慎损伤肾气、冲任，导致肾气益虚，冲任失固，统摄无权，以致经血非时而下。出血日久，伤耗气血，气虚推动无力，血瘀阻胞宫，蓄血留瘀以致经血中挟有血块。舌质黯淡，亦为气虚血瘀之象。纵观脉症，病位在冲任胞脉，病性属虚实夹杂，证属气虚血瘀。故开始拟用益气固冲止血的中药口服，在诊治过程中，患者出现脉细滑的情况，故热象存内，改用犀角地黄汤加味，阴道出血减少后则又从脉象断定气虚的本证，继续益气养血，化瘀止血，加罂粟壳以收涩止血收功。

（二）输卵管阻塞性不孕

输卵管阻塞是导致不孕症的主要原因之一，目前国内外尚无理想治疗办法。许老以中医传统辨证和输卵管局部辨病相结合的方法，采用中药理气活血、化瘀通络治疗输卵管阻塞，临床治愈率可达71%，若配合中药灌肠、外敷综合治疗，有效率可达84%。现将许老辨治输卵管阻塞的观点及方法介绍如下。

1. 输卵管阻塞的中医诊断是胞脉闭阻

历代中医文献中没有与输卵管阻塞相关的病名，根据西医学对其病理表现及临床体征的诊断，许老认为它与中医的"瘀血病证"极为相似。瘀血是指血液运行不畅，停滞于经脉或脏腑之中，或离经之血积存于体内的病理物质。瘀血形成后，可阻碍正常气血的新生与运行，使局部出现炎症、粘连，组织增生和包块等病理改变，若瘀血阻滞于胞脉，使胞脉出现炎症、粘连而闭阻，两精难于相搏，则可导致不孕症。所以，中医对输卵管阻塞的诊断应为胞脉闭阻。

2. 许老对中医胞脉的认识

对胞脉的认识许老赞同现代医家蔡小荪的观点，认为胞脉有广义和狭义之分。广义指分布于胞宫上的脉络，主要指冲任二脉，相当于西医学子宫上分布的动静脉。《内经》曰："胞络上系于心。"而狭义胞脉则相当于西医的输卵管。正如朱丹溪所云："子宫，一系在下，上有两歧，一达于左，一达于右。"此两歧即指输卵管。因此，输卵管的概念及功能应包括在中医狭义的胞脉之中，输卵管的病变亦与中医胞脉的异常改变相对应。输卵管阻塞的病理机制即是胞脉的闭阻不通，由于胞脉闭阻，导致两精难于相搏，而致不孕。

3. 病因病机

临床观察，导致瘀血停滞于胞脉的因素大致可归纳为：①情志所伤；②盆腔炎史；③结核病史；④手术损伤；⑤经期感受寒邪。无论何种原因，一旦影响了胞脉的气血运行，造成瘀血内阻，胞脉闭塞不通，则可导致不孕症。

4. 对输卵管阻塞辨证与辨病的认识

由于输卵管阻塞患者多无明显的特异性症状，常是多年不孕，经西医检查而被发现，这给临床上准确辨证和有针对性用药造成一定困难。许老在临床上以中医传统辨证与输卵管阻塞局部辨病相结合的双重诊断方法治疗本病，取得满意疗效。

（1）局部辨病：由于引起输卵管阻塞的原因不同（炎症或结核），其局部的病理表现也不尽相同。一般来讲，输卵管炎性阻塞主要是瘀血阻滞于胞脉；而结核性阻塞，由于局部有钙化灶及瘢痕形成，则表现为瘀血阻于胞脉的重症；输卵管积水的形成，多是由于瘀血内阻，影响胞脉的气机疏通，津液的布散，积为水湿，导致痰湿互结于胞脉。局部辨病就是辨输卵管是炎性粘连，是瘢痕钙化，还是输卵管积水，从而有针对性地遣方用药。

（2）全身辨证：在局部辨病基础上，再结合患者的发病诱因、症状以及舌脉进行辨证分型。一般临床常见有三型：肝郁型，血瘀型，痰湿互结型。

总之，将局部辨病与全身辨证相结合的双重诊断方法引入输卵管阻塞的治疗中，对增强中医遣方用药的针对性，提高中药疗效，具有切实的临床意义。

5. 治疗大法是理气活血、化瘀通络

由于输卵管阻塞的病机是在致病因素作用下脏腑功能失调，气机郁结，血行受阻，瘀血阻于胞脉，因此，治疗大法拟理气活血、化瘀通络。临床许老以四逆散加味方作为主方，同时结合造影所示局部病变情况，或辅以活血利水，或辅以软坚散结，全身调理和消除局部病变相结合，共达理气活血通络之功，临床疗效十分显著。

许老用中医理论系统地论述了输卵管阻塞的中医病名、诊断和病因、病

机，并提出了以中医传统辨证和输卵管局部辨病相结合的方法综合治疗本病的观点，临床疗效显著。他填补了中医在输卵管阻塞方面论述及治疗的空白。

6.许老用四逆散加味治疗输卵管阻塞验案

凡在生育年龄之内，婚后同居 2~3 年以上仍不能受孕者，或女方曾经生育或流产而又 2~3 年以上未能怀孕者，统谓之不孕症。前者为原发性不孕症，后者为继发性不孕症。不孕症应从男女双方寻找原因，就女方而言，造成不孕症的原因虽有多端，然以输卵管炎症引起的粘连、阻塞，导致输卵管阻塞为其重要原因，治疗亦较困难。许老采用辨证为主、证病结合的方法治疗输卵管不通患者，取得了满意的效果，现整理验案如下。

验案 1 刘某某，33 岁，教师。

初诊：1983 年 6 月 22 日。

[主诉] 婚后 1 年多未孕，经检查为"输卵管不通"。

[现病史] 1981 年 10 月结婚，因婚后半年未孕，于 1982 年赴北京某医院检查，诊为"附件炎"，口服消炎药与肌内注射胎盘组织浆 1 个月。后于 1982 年 10 月 10 日做"输卵管通液试验"，结果为"双侧输卵管不通"，未予治疗。1983 年 3 月起，又经某医院"激光治疗"约 2 个月。1983 年 6 月又做"输卵管通液试验"，仍示不通。月经 15 岁初潮，周期一直正常。平时体健，无腰痛、腹痛及其他不适。否认患各种传染病。

[月经婚育史] 月经周期 28~30 天，带经期 5~6 天，血量较多，色黯有块，痛经（+），经前乳房胀痛。末次月经 6 月 10 日，5 天净。舌质正常，脉弦细，体质中等、偏瘦。

[查体] 外阴发育良好，阴毛分布正常，阴道通畅，宫颈光，宫体后位，正常大小，质中度硬，活动度尚可，双侧附件增厚，压痛（+）。

[辨证] 气滞血瘀，胞脉阻闭。

[治则] 行气活血，化瘀祛滞。

[处方] 柴胡 10g，枳实 10g，赤芍 10g，生甘草 3g，丹参 30g，三七粉 2g（分冲），石见穿 20g，20 剂。

二诊：1983 年 7 月 22 日。末次月经 6 月 28 日，经量较少，经前乳房胀痛明显减轻，唯周期提前 12 天，考虑与服活血化瘀药有关，暂且守方观察。

原方 20 剂。

三诊：1983 年 8 月 20 日。末次月经 7 月 27 日，周期准，经前无乳胀及痛经，经血量基本正常，脉细。原方加生黄芪 10g。20 剂。

四诊：1983 年 9 月 21 日。末次月经 8 月 25 日，周期及血量正常。本月 4 日又经某医院"输卵管通液试验"，提示"输卵管基本通畅"。说明瘀滞化而未尽，仍以原方加减。

[处方] 柴胡 10g，枳实 10g，赤芍 10g，生甘草 3g，丹参 15g，当归 10g，葛根 10g，麦冬 15g，石见穿 15g，15 剂。

五诊：1983 年 10 月 23 日。末次月经 9 月 24 日，经量中等，无血块，无腹痛，饮食及二便正常，精神亦佳，再以原方加减，以蠲余滞。

[处方] 柴胡 10g，枳实 12g，赤芍 10g，生甘草 6g，丹参 20g，当归 20g，葛根 12g，麦冬 15g，石见穿 20g。20 剂。

六诊：1983 年 11 月 21 日。末次月经 10 月 23 日，期、色、质、量均正常，唯脉搏细弱，治拟清除余滞，培补精血。

[处方] 柴胡 10g，枳实 10g，赤芍 10g，生甘草 15g，葛根 10g，丹参 20g，紫河车 10g。10 剂。

七诊：1983 年 12 月 20 日。末次月经 11 月 23 日，带经 5 天，唯血量甚少，小腹酸坠，脉搏细弱，瘀滞虽除，精血犹虚，再拟养精益血善后。

[处方] 人胎盘片 6 粒，日 3 次，连续 2 个月，维生素 E 10mg，日 2 次，连续 2 个月。

八诊：1984 年 3 月 3 日。患者因停经 4 旬（末次月经 1984 年 1 月 23 日），疑孕，来检查，尿妊娠试验阳性。6 月 25 日患者来院做产前检查，斯时宫底平脐，胎心 144 次 / 分钟，胎动好。

按语：本证不孕，系由瘀阻胞脉，两精不能相搏而引起。非瘀血消散、胞脉通畅则胎孕难成，故其治疗恒以活血化瘀、疏通胞脉为主。待胞脉通畅、虚象显现时，始改用调补之剂善后。

验案 2 黄某某，39 岁，工人。

初诊：1983 年 4 月 5 日。

[主诉] 流产后 8 年未孕，经检查为"输卵管不通"。

[现病史] 患者于 1972 年结婚，1975 年曾怀孕一次，但在孕 2 个多月时

自然流产，并做清宫术，后因感染而病发"附件炎"，虽经多方治疗，效果均不明显，且迄今不孕。曾于1982年5月和8月先后在某医院做两次"输卵管通液试验"，均示"双侧输卵管不通"。现月经周期正常，经血量甚少，血色黯红，时夹小血块，一般持续4天。平日少腹痛，腰酸痛，经期加重。经前乳房胀痛，不能触衣。纳可，睡眠不实。舌苔薄白、质黯，脉沉弦。

[月经婚育史] 月经17岁初潮，周期28~32天，带经期4~5天，血量中等，孕1产0。

[妇科检查] 外阴婚型，阴道通畅，分泌物不多，宫颈轻度糜烂，子宫中位、偏小，活动，稍有压痛，双附件可触及条索状，左侧压痛明显。

[辨证] 气滞血瘀，肾虚血亏。

[治则] 先予理气活血，化瘀通脉，肾虚待后再商。

[处方] 柴胡10g，枳实10g，赤芍10g，生甘草2g，三七粉2g（分冲），当归10g，川芎6g，路路通10g，柞木枝10g，石见穿20g。20剂。

二诊：1983年5月10日。少腹痛已不明显，唯经期略有疼痛，经血量较前增多，血色先褐后红，5天净，舌黯变浅，唯腰酸不减，脉沉细。原方已获效果，姑予原方加丹参15g，嘱服30~60剂。

三诊：1983年11月7日。上方计服90剂，腹痛已蠲，食纳增加，舌苔薄白，舌质正常，但腰酸依然，经血量少，脉沉细无力。瘀滞渐化，肾虚未复，治当补精养血，活血通络。

[处方] 淫羊藿10g，仙茅10g，紫河车10g，山萸肉10g，党参10g，葛根10g，川芎10g，三七粉2g（分冲），路路通10g。30剂。

四诊：1984年1月7日。药后月经量已接近正常，腰酸亦瘥，六脉平和。乃予参茸卫生丸、五子衍宗丸调理善后。

五诊：1984年4月1日。患者因停经40天来诊，尿妊娠试验阳性，诊为早孕。

按语：本证系气滞血瘀，肾虚血亏。但以前者为主，故治疗先予苦辛通脉，后以甘辛温补收功。

验案3 高某某，30岁，干部。

初诊：1983年12月15日。

[主诉] 剖宫产后2年多不孕，检查为"输卵管不通"。

[现病史] 患者于 1981 年 3 月孕 2 个月时，发生阴道少量出血，当时经某医院诊为"先兆流产"，治疗 30 多天后血止。但时隔 4 天，又发生阴道少量出血，屡经保胎治疗无效。延至孕 6 个月时，乃转某医院诊治，确诊为"前置胎盘"而行剖宫产术。术后月经周期正常，唯带经期过长（10~15 天），并伴腰痛、腰酸，经妇科检查为"附件炎"。予中、西药间断治疗至 1982 年 10 月，带经期恢复正常，妇科检查（－）。但腰痛、腰酸依然，且一直不孕。乃于 1983 年 4 月又转某某医院检查，盆腔亦发现病变，后经输卵管通液试验显示不通，继于 6 月复查仍为不通。曾用中、西药治疗未见效果。体质中等，营养一般，饮食、二便无殊。舌质黯红，苔薄白，脉象弦细，盆腔检查末及异常。

[月经婚育史] 月经 12 岁初潮，月经 4~9 天 /30 天，血量中等，无血块，无痛经，末次月经 1983 年 12 月 10 日，刚净。孕 1 产 0。

[辨证] 气滞血瘀，胞脉闭阻。

[治则] 行气活血，化瘀通滞。

[处方] 柴胡 10g，枳实 10g，赤芍 15g，生甘草 6g，葛根 10g，麦冬 15g，生黄芪 15g，路路通 10g，三七粉 1.5g（分冲）。7 剂。

二诊：1983 年 12 月 23 日。药后无不适反应，嘱继服原方 7 剂。

三诊：1983 年 12 月 30 日。近 2 日来出现小腹间断性撕裂样疼痛，是为药效反应，续予原方 7 剂。

四诊：1984 年 1 月 6 日。药后腹痛消失，脉弦细，拟原方加川芎 10g。7 剂。

五诊：1984 年 1 月 13 日。1 月 10 日经潮，血量较少，色黯有块，无腹痛，微有腰痛，舌质正常，苔薄白，脉弦滑。原方 7 剂，嘱于经净后服。

六诊：1984 年 1 月 20 日。昨晚突然小腹剧痛，注射阿托品后，其痛逐渐缓解，证其药已中病，不必更张，原方 7 剂。

七诊：1984 年 1 月 27 日。停药观察。

八诊：1984 年 2 月 20 日。患者因停经 40 天来诊，诊其脉象细滑，尿妊娠试验阳性。

按语：此案的证候不够明显，而病则较为明确，只好"从病论治"，即所谓"无证从病"。上三例患者不孕主要原因，均由于感染引起输卵管炎症，进而引起输卵管阻塞造成的"输卵管不通"证。它相当于中医学所谓的胞脉阻闭证，属气滞血瘀范畴，故治疗应以行气活血、化瘀疏滞为原则。用四逆散加味，取柴胡、葛根宣通郁结，消瘀祛滞；枳实、赤芍行气活血、凉血散瘀、消结除滞；生甘草清热通脉；三七化瘀消肿、祛留滞；石见穿、柞木枝、路路通利湿消肿、活血通络；麦冬养阴生津、润通胞脉。当瘀滞将尽时，如出现虚象或虚实兼夹证候，可酌加补益之品（如验案1、验案2）以善其后。药后反应性强者，康复较快，如验案3患者，在服14剂药后，出现小腹撕裂样疼痛，服35剂药后，则小腹剧痛难忍，尔后又连服14剂，即病愈而孕。

输卵管不通引起的不孕，诚属难证，并非短期所能见功，医者必须坚持守方，从长远计，以恒收功。

验案4 崔某某，女，30岁。

初诊：2005年6月17日。

[主诉]婚后4年，夫妇同居，近2年未避孕而未怀孕。

[现病史]2004年男方精液检查显示精子活动力差。2004年5月在当地行子宫输卵管碘油造影示双侧输卵管未见充盈，诊为双侧输卵管阻塞。同年6月在宫腔镜下行宫内息肉摘除术。于2004年9月在北医三院行胚胎移植术，因出现卵巢过度刺激并发胸腹水而失败。于2004年12月开始在当地医院服用中草药及中成药（具体不详）至今。于2005年5月再次行输卵管造影检查提示双侧输卵管阻塞。平素月经规律，量少色暗，有小血块，经前下腹胀痛。白带量中，色白，无臭味。现一般情况好，月经干净第1天，饮食正常、睡眠可，大小便正常。

[既往史]1992年患甲型肝炎，已治愈，2001年阴道分泌物检查有支原体感染，现已治愈。否认结核病史。否认其他内科疾病病史。2004年做胚胎移植术中，出现多囊卵泡过度刺激征而行输血治疗。否认药物、食物过敏史。

[经带胎产婚育史]月经14岁初潮，6~7天/30~36天，量少，色暗红，偶有血块，痛经（+），末次月经：2005年6月11日。平素白带不多，色白，无异味。25岁结婚，配偶同岁，体健，否认性病史。

[查体]外阴（-），阴道通畅，宫颈光，子宫前位，常大，质中，左侧附件有增厚，无明显压痛，右侧附件未触及异常。分泌物镜检：清洁度Ⅱ度，未见滴虫、霉菌。一般情况可，胸腹部查体无明显阳性体征。舌质黯红，苔

白，脉沉弦。

［西医诊断］原发不孕（双侧输卵管不通）。

［中医诊断］全无子（气滞血瘀，胞脉闭阻）。

［治则］疏肝理气，活血化瘀通络。

［处方］

①口服方：柴胡 10g，枳实 10g，赤芍 10g，生甘草 10g，路路通 10g，蜈蚣 5 条，水蛭 10g。

②灌肠方：柴胡 10g，枳实 10g，赤芍 10g，生甘草 10g，细辛 3g，透骨草 30g，三棱 10g，莪术 10g。

二诊：2005 年 6 月 27 日。患者月经周期第 16 天，基础体温上升象不明显，灌肠保留好，服药后未诉不适。饮食可，睡眠佳，二便正常。舌质黯红，苔白，脉沉弦。口服及灌肠治疗方药同上。

三诊：2005 年 6 月 30 日。月经周期第 19 天，基础体温已上升，阴道分泌物增多，腰骶部酸困，提示卵巢可能已排卵。无腹痛，无发热。饮食可，睡眠佳，二便正常，患者一般情况好，中药治疗较适应，药物治疗同前。法仍拟疏肝理气，化瘀通络。口服药及灌肠方仍守方。

四诊：2005 年 7 月 11 日。患者月经周期第 30 天，月经未潮，基础体温出现下降趋势。一般情况可，饮食好，睡眠佳，二便正常，无腹痛，无发热，无特殊不适。舌质黯红，苔白，脉沉弦。月经将来潮，患者打算带药回山东老家继续治疗。口服药物原方 60 剂，灌肠方 20 剂。嘱咐其月经期停用所有中药。经净 2~3 天开始治疗。

［治疗结果］2005 年 9 月 28 日电话告知：因停经 40 天在当地诊断为宫内早孕。

按语：患者婚后 4 年，夫妇同居，近 2 年未避孕而未怀孕，中医诊断为"全无子"。患者久不受孕，反复治疗不愈，行胚胎移植失败，以致情志失调，肝郁气滞，气滞而血瘀，瘀血结于冲任二脉，冲任血瘀，胞脉瘀阻，两精难以相合，故难成孕。病性属实，病位在胞脉，证属气滞血瘀。舌黯红，脉沉弦均属气滞血瘀之征象，故治疗拟疏肝理气，活血化瘀通络。根据全身症状和体征，结合西医辨病所示局部病变，许老拟用经方四逆散加味为主。西医妇科检查见附件增厚、压痛明显者，B 超证实附件炎性包块者，输卵管造影检查示输卵管积水、输卵管僵硬、狭窄者，造影不除外输卵管结核者，BBT 示输卵管阻塞伴黄体功能不足者，兼中医辨证气血虚弱、兼肾虚者，分别采用不同的中药加减，上述口服方药强调全身调理。消除局部病变则根据输卵管位置特点，多途径给药，采用四逆散加活血通透中药如透骨草、三棱、莪术等浓煎灌肠，从直肠局部使药物渗透，既能直达病所，又能避免长期口服活血中药对脾胃的损伤。全身调理与局部综合治疗相结合，既注意该类患者的共性——胞脉闭阻，又注意到该类患者的个性——病因病性差别，既重视西医辨病，又不忽视中医辨证。多途径给药，直击病变部位，理气活血通络之功，彰显无疑。

验案 5　孙某某，女，31 岁。

初诊：2004 年 8 月 13 日。

[主诉] 人流术后 9 年，近 1 年未避孕而未怀孕。

[现病史] 患者于 1995 年第一次怀孕行人流术，术后恢复好。后一直工具避孕。近 1 年夫妇同居，性生活正常，一直未避孕而未怀孕。配偶未查精液常规。本月行输卵管通液检查为双侧输卵管通而不畅。测基础体温有双相。平时月经基本规律，偶有下腹部疼痛，白带不多，腰不痛，食纳正常，大便、小便正常。刻下症为月经干净 5 天，无腹痛等不适，纳食不香，大便稀，小便调。舌质暗，苔薄白，脉细。

[月经婚育史] 月经 14 岁初潮，7 天 /30 天，量中，色暗，痛经（－）。末次月经 2004 年 8 月 3 日。20 岁结婚，配偶年长 5 岁，体健。性生活正常，否认性病史。孕 1 产 0。

[查体] 一般情况可，胸腹查体无明显阳性体征，妇检：阴道分泌物不多，清洁度 I 度，未见滴虫、霉菌，宫颈中度糜烂，子宫前位，常大，质中，活动可，附件双侧（－）。

[西医诊断] ①原发性不孕、双侧输卵管通而不畅；②宫颈炎。

[中医诊断] 断绪。

[辨证] 气滞血瘀，胞脉闭阻。

[治则] 活血化瘀通络。

[处方]

①口服方：柴胡 10g，枳实 15g，赤芍 15g，生甘草 10g，丹参 30g，生芪

30g，三七粉 3g（冲），䗪虫 10g，路路通 15g，7 剂。

②灌肠方：透骨草 30g，细辛 3g，桂枝 15g，皂角刺 20g，赤芍 30g，莪术 20g，蒲公英 30g，7 剂。每晚临睡前 40℃左右灌肠，保留至次晨。

③热敷：用灌肠方药渣敷下腹部 30 分钟 / 天。

二诊：2004 年 8 月 20 日。患者下腹部疼痛偶作，成窜痛，但可自行缓解。白带不多，腰不痛，食纳正常，大便、小便正常。舌质暗，苔薄白，脉细。基础体温上升 3 天。许老认为宜继续用原方加莪术 10g。

［处方］

①内服方：柴胡 10g，枳实 15g，赤芍 15g，生甘草 10g，丹参 30g，生芪 30g，三七粉 3g（冲），䗪虫 10g，路路通 15g，莪术 10g，7 剂。

②灌肠热敷同上。

三诊：2004 年 8 月 27 日。患者下腹部窜痛，基本缓解。偶尔有下腹部隐痛不适。白带不多，腰不痛，食纳正常，大便、小便正常。舌质暗，苔薄白，脉细。基础体温上升 10 天，高度佳。许老认为宜继续用原方原法。

四诊：2004 年 9 月 2 日。患者今日月经来潮，色鲜红，量中等，无明显血块，痛经亦不明显，腰骶部略感酸坠，未诉其他不适。舌质暗，苔薄白，脉细滑。月经来潮，可以停用上述口服方药及灌肠热敷等治疗，口服方改拟四物汤加味。

［处方］当归 10g，川芎 15g，赤芍 15g，熟地 10g，丹参 30g，益母草 10g，生芪 30g。5 剂。

［治疗结果］月经干净后又继续服用前述方药及热敷灌肠 4 月余，其间患者不愿复查输卵管。患者末次月经 2005 年 2 月 6 日，现已孕 8 个月余，在我院产科定期产检，胎儿发育正常。

按语：患者人流术后 9 年，近 1 年未避孕而未怀孕，中医诊断为断绪。患者人流术损伤气血，导致气血运行不畅，蓄血留瘀，气滞血瘀结于冲任，导致胞脉闭阻，两精难于相合，故难于成孕。下腹痛为气滞血瘀之象，舌脉舍之从症。纵观脉症，病位在冲任胞脉，病性属实，证属气滞血瘀，胞脉闭阻。治疗采用四逆散加活血通络药内服外用。服药期间出现下腹疼痛加重情况，属于药物中病，胞脉疏通过程，不必惊慌，可以给患者以解释，继续观察用药。在服药至 4 个月时妊娠。

验案4、验案5为采用综合治疗方案后而获良效的患者。因输卵管不通引起的不孕，诚属难证，并非短期所能见功，医者除了必须坚持守方外，还必须从长远、从多途径计，以恒心、以缩短疗程而收功。

（三）免疫性不孕

免疫性不孕症占不明原因不孕症的40%~50%。由于生殖系统抗原的同种免疫或自身免疫可阻止精卵不能结合或阻止精子穿透卵子而导致不孕。

中医对于该病的治疗，一般多从湿热内蕴、阴虚内热或脾肾阳虚入手。但许老认为肾虚肝旺是免疫性不孕的主要证型。原因如下。

1. 肾虚为免疫性不孕发病之本

历代妇科医籍对于女子不孕，虽说法不一，但均认识到与肾密切相关。结合《素问·上古天真论篇》对女性生长发育及生殖功能随肾气盛衰的认识，说明肾虚为不孕之根本。关于免疫性不孕，限于历史条件，前人尚无直接论述。但近些年对肾本质的研究表明，肾虚具有不同程度的下丘脑—垂体—肾上腺—胸腺（HPAT）轴功能低下。该轴是神经内分泌免疫网络的重要部分，肾上腺皮质激素是免疫抑制物质，能明显抑制T淋巴细胞对有丝分裂刺激的增殖反应及自然杀伤细胞活性，应用生理剂量的地塞米松能有效抑制这种现象，同样用六味地黄丸、右归丸类能调整肾上腺皮质激素对HPAT轴的抑制，该抑制系统是通过影响细胞因子所产生的。许多实验表明，免疫细胞分泌的细胞因子可以影响生殖神经内分泌、卵巢功能、胚胎的着床和发育以及胎盘功能等。反之，生殖系统中的一些细胞成分及胚胎本身也可以调节免疫细胞合成和分泌细胞因子。上述诸环节均与肾相关联，所以肾虚为免疫性不孕发病之本。

2. 肝郁为免疫性不孕发病之标

首先，女子以肝为先天，以血为本，肝为刚脏，内富风火，须疏泄条达，以柔和为顺。女性素多抑郁，或暴怒伤肝，均可使肝的疏泄功能失常，致肝失条达，气血失调，冲任不能相资；或部分患者郁久化热而肝火亢盛，血海蕴热，日久导致不孕。其次，肝藏血，体阴而用阳，阴血足才能柔润以养肝，如肝阴（血）不足，冲任亏虚，胞脉失养，或阴虚火旺，血海蕴热，均不能成孕，故肝失条达与女性不孕密切相关。

因此，许老在临床实践中，认为肝郁肾虚为此病主要原因，通过调肝补肾可以调整机体免疫功能，促进抗体消失。方剂以调肝汤加减：柴胡 10g，当归 10g，白芍 10g，菟丝子 30g，女贞子 20g，枸杞子 20g，沙苑子 30g，丹参 20g，生黄芪 20g，制香附 10g，益母草 10g 等。

大量有效病例证实，此法疗效肯定，治疗中不用避孕，2~3 个月抗体消失，怀孕者众。

3. 典型验案

王某，女，34 岁。

初诊：2004 年 11 月 4 日。

[主诉] 人流术后 2 年，近 1 年余未避孕而未怀孕。

[现病史] 患者 1997 年结婚，于 2002 年 10 月底怀孕，伴见咳嗽、咯痰、呼吸困难，于 2002 年 11 月在潍坊医院诊断为肺结核，给予抗结核治疗，并行人流术，经治疗痊愈后出院。近 1 年余未避孕而未怀孕。于 1998 年在潍坊医院行输卵管通液检查示双侧输卵管通畅，而后口服枸橼酸氯米芬胶囊 3 月余，但一直未妊娠。1999 年患者出现月经后期，在潍坊医院服中药治疗 2 月余（具体用药不详），月经恢复正常。此后一直工具避孕至 2003 年 9 月。此后夫妇同居 6 个月未孕，在当地医院查抗精子抗体（+）。服中药后效不佳，仍未怀孕，且复查抗精子抗体仍（+）。近 1 年夫妇同居，性生活正常，未避孕而未怀孕。平时无明显下腹部疼痛，白带不多，月经周期尚规则，食纳可，睡眠佳，大、小便正常，经前乳房胀痛，时腰酸。舌质暗，苔薄白，脉沉细。

[既往史] 32 岁患肺结核，经治疗痊愈。否认肝炎及其他传染病史。否认心脏病、高血压病史。无外伤史，无输血史。预防接种史不详。否认药物、食物过敏史。

[月经婚育史] 月经 12 岁初潮，6 天 /30~32 天，量中，色暗红，有血块，痛经（-），人流术后近 2 年月经量略增多，经前乳房胀痛，且经期伴腰酸痛。末次月经：2004 年 10 月 27 日。配偶同岁，体健，1999 年查精液常规正常。性生活正常，否认性病史。孕 1 产 0。

[查体] 一般情况可，体温：36.5℃，血压：110/80mmHg，胸腹查体无

明显阳性体征，妇检：外阴（－）。阴道分泌物不多，清洁度Ⅰ度，未见滴虫、霉菌。宫颈轻度糜烂。子宫前位，常大，质中，活动可。双侧附件条索状增厚，轻压痛。

［实验室检查］抗精子抗体（＋）。

［西医诊断］①继发性不孕症（抗精子抗体阳性）；②宫颈炎；③附件炎。

［中医诊断］断绪。

［辨证］肾虚肝郁兼血瘀。

［治则］补肾疏肝，活血化瘀。

［处方］柴胡 10g，当归 10g，白芍 10g，菟丝子 30g，女贞子 20g，枸杞子 20g，沙苑子 30g，丹参 20g，生黄芪 20g，制香附 10g，益母草 10g，莪术 10g。14 剂。

二诊：2004 年 10 月 18 日。服上方后未诉不适，基础体温上升，高度可，舌质暗，苔薄白，脉沉细。上方加巴戟天 10g，14 剂。

［治疗结果］此后患者用上方回当地服用 2 月余，电话告知妊娠。

按语：患者"人流后 2 年，近 1 年未避孕而未怀孕"，中医诊断为"断绪"。患者行人流术损伤肾气，导致冲任不足，胞脉匮乏，加之妊娠后因结核行人流术，心情抑郁，肝气郁滞，气血运行不畅，胞脉阻滞，两精因虚和滞而难以相合，故难以成孕。舌暗属血瘀之象，脉沉细属肾虚之象。纵观脉症，病位在冲任胞脉，病性属虚实夹杂，证属肾虚肝郁兼血瘀。治疗则补肾疏肝，活血化瘀。辨证准确后宜守方坚持服用 3 个月，自然成效。

（四）精液异常性不育

精液异常，往往是男性不育症的主要原因，其精液异常分别表现为精液总量少于 2ml、精子密度小于 $20 \times 10^6/ml$、精子畸形率大于 3000、精子成活率小于 60%、精子活动力小于 50%、精液排出体外 1 小时内不液化等等。

许老认为精液异常主要是由肾阳虚或肾阴虚，或因肾虚水不涵木，累及肝、脾而气滞血瘀或湿热下注所致。

1. 辨证分型

（1）肾阳虚型：畏寒，阴囊部寒冷，脉沉细，舌苔薄白。

（2）肾阴虚型：形体瘦小，易烦躁，脉细滑，舌质稍红。

（3）气滞血瘀型：阴囊胀痛，睾丸坠痛，脉弦，舌质稍暗。

（4）湿热蕴结型：尿频，尿后滴白，小便分叉，小腹及腰痛，脉细滑，舌苔黄。

2. 治疗方法

3个月为1个疗程，服药期间禁饮酒及食辛辣之物，生活有规律，睡眠要充足，性生活每周1次。

（1）肾阳虚型：右归饮加减。

熟地、山药、山萸肉、菟丝子、枸杞子、鹿角胶、杜仲、当归、肉桂、附片。如为少精症，则去上方中杜仲、肉桂、附片，加赤芍、红参；如精液不液化，上方加萆薢、山药；如死精症，上方加川断。

（2）肾阴虚型：左归饮加减。

熟地、山药、紫石英、菟丝子、枸杞子、龟甲胶、鹿角胶、牛膝。如为少精症，上方加当归、赤芍、女贞子、墨旱莲；如为精液不液化，上方加丹参、萆薢、黄柏。

（3）气滞血瘀型：四逆散加减。

柴胡、枳实、赤芍、生甘草、丹参、佛手片。如睾丸坠痛，上方加王不留行、皂角刺、橘核、路路通；如阳痿，加用六味地黄丸。

（4）湿热蕴结型：龙胆泻肝汤加减。

龙胆草、黄芩、木通、栀子、泽泻、车前子、当归、生地、柴胡、生甘草。如不射精者，加用萆薢分清饮加穿山甲、路路通、王不留行；如精液不液化，用萆薢分清饮加当归、赤芍，或龙胆泻肝汤加萆薢；阳强不射精则用龙胆泻肝汤加穿山甲、王不留行、石菖蒲、路路通。

3. 典型验案

验案1 李某某，男，28岁，司机。

初诊：1995年4月10日。

[主诉] 婚后3年未育。

[现病史] 患者性生活正常，女方各项检查均正常，本人精液检查为不液化，并有白细胞12~15/HP。平素感腰酸、耳鸣，易烦躁，尿频，脉细滑数，舌质红，无苔。无烟酒嗜好。

［中医诊断］精液不液化（肾阴不足）。

［治则］先清热利湿，而后滋阴补肾、益精养血。

［处方］当归15g，赤芍15g，滑石15g，生甘草10g，猪苓10g，薏苡仁20g，黄柏10g，蒲公英10g，萆薢10g，郁金10g，石菖蒲10g。14剂。

二诊：1995年4月24日。述服上方后尿频好转，脉细，舌质稍红。

［处方］熟地10g，山药10g，枸杞子15g，山萸肉15g，牛膝10g，菟丝子15g，鹿角胶15g，龟甲胶15g，萆薢10g，黄柏10g，丹参20g，茯苓20g，20剂。

停药1个月后女方怀孕。

验案2 高某，男，41岁，干部。

初诊：2004年11月5日。

［主诉］婚后4年未育。

［现病史］同居生活，未避孕未育。女方各项检查均正常，性生活正常，在我院泌尿外科检查生殖器官发育正常，精液常规结果显示精液总量为5ml，无精子。平素畏寒，手足发凉，形体肥胖，无头晕耳鸣，纳可，寐实，便溏，脉沉细，舌质正常，薄白苔，无烟酒嗜好。

［中医诊断］无精症（肾阳虚弱）。

［治则］温补肾阳，兼以填精。

［处方］白人参30g，鹿茸蜡片2g，山萸肉10g，紫河车10g，枸杞子20g，熟地20g，当归10g，菟丝子50g，丹参30g，炒白术15g。7剂。

二诊：2004年11月12日。服药后无任何不适，大便成形，上方去白术，改砂仁5g，14剂。

三诊：2004年11月19日。复查精液常规示精子数为$30 \times 10^6/ml$，脉细，仍服11月5日方30剂。

共服药2个月，女方怀孕。

按语：虽然两个患者均为不育，但辨证起来，前案属于肾阴亏虚，但兼有湿热，后者则是一派阳虚之象。故前案先清后补，后案始终在补，两案处方时刻不忘阴阳互根之理，药物组成阴阳相配，服用补益药物时，注意守方，最终均获良效。

二、治疗子宫内膜异位症须灵活辨证，攻补兼施

子宫内膜异位症是妇科常见病、多发病，亦是疑难病之一。近年来，该病的发病率在世界范围内有逐年上升趋势，据报道，已占妇科手术的50%，引起医学界的广泛重视。中医药对子宫内膜异位症的治疗近年来已有长足进展，从单纯以血瘀立论到注重肾在本病发生发展中的作用，治疗也从单一的活血，到补肾活血、清热活血、痰瘀分消、通腑活血，治疗方法从辨证论治到周期治疗、中西医结合治疗、综合治疗等等，使该病疗效获得显著提高。但由于本病疗程较长，攻伐药物久用易损伤正气，常使患者难以坚持治疗或反使病情加重，这是中医治疗中普遍存在的问题。在这一点上，许老的治疗方法值得借鉴。

许老治疗子宫内膜异位症虽活血化瘀法贯穿始终，但他活血不忘扶正，并根据患者的年龄、体质、月经、症状及内膜异位的不同部位，因人而宜，选方用药，避免了一味攻伐所带来的不良反应。

对于体质好、月经规律、以腹痛为主的患者，他以活血化瘀止痛为主，但在大队活血化瘀药中必加补气扶正之品，以减轻久用攻伐药物而耗伤气血的作用。他认为气愈虚则血愈滞，一味攻伐反而欲速不达。临床他常选用生黄芪补气行滞，并能提高自身抗病能力。

对于月经提前、量多、形体消瘦的患者，许老一般以消瘤丸加味，他认为此方清热止血，软坚散结，可抑制子宫内膜生长，调整月经，减少出血，并软化结节；若患者体胖，虚寒体质，许老则选用桂枝茯苓丸温通化瘀，再加三棱、莪术增强活血化瘀作用。

对于卵巢巧克力囊肿患者，许老一般在上述辨证基础上加王不留行、穿山甲、路路通等活血通透之品。

若患者年龄接近绝经，许老则以知柏地黄丸与上几方合用，他认为知柏地黄丸能抑制卵巢功能，促进早日绝经。

验案1 田某某，女，36岁。

初诊：1998年10月26日。

[主诉]经期右腹股沟痛3年，月经中期下腹痛1年。

[现病史]既往月经规律，14岁初潮，3天/28~30天，经期无明显腹痛。

1995 年 6 月因急腹症行右卵巢巧克力囊肿剔除术，术后半年出现经期右腹股沟疼痛，需服止痛片，难以正常工作。今年又出现月经中期下腹部剧痛，持续 2 周左右。1998 年盆腔 CT 示：右腹股沟包块。同年盆腔 B 超示：子宫增大，点状回声，左卵巢囊肿 4cm×4.2cm。考虑子宫肌腺症，左卵巢囊肿。末次月经为 1998 年 9 月 21 日。患者体瘦，脉细弱。

[西医诊断] ①子宫内膜异位症；②子宫肌腺症；③左卵巢囊肿（巧克力囊肿？）。

[中医诊断] ①妇人腹痛；②癥瘕。

[中医辨证] 气滞血瘀。

[治则] 理气活血，软坚散结。

[处方] 玄参 10g，贝母 10g，生牡蛎 25g（先煎），三棱 10g，莪术 10g，海藻 10g，昆布 10g，夏枯草 10g，鸡内金 10g。

患者共接受治疗 5 个月，平时服用中药以上方为主。

[月经前期服] 党参 15g，赤芍 12g，川芎 12g，莪术 10g，葛根 10g，三七粉 3g（分冲），血竭粉 1.5g（分冲）。

[经期服] 生黄芪 50g，当归 30g，丹参 30g，附片 10g，三七粉 3g（分冲），血竭粉 1.5g（分冲）等。

[治疗结果] 经治疗，患者第 2 次月经即感右下腹疼痛明显减轻，至第 5 次月经时疼痛已完全消失。月经中期下腹痛亦逐渐减轻，疼痛一般持续几小时至 1 天。1999 年 10 月 15 日复查盆腔 B 超示：子宫大小正常，回声不均，左侧囊肿 2.7cm 大小。

按语：对于子宫内膜异位症、子宫肌腺症的治疗，一般以活血化瘀为主，但许老考虑患者病程较长，身体瘦弱，若直接攻逐难以使结节吸收消散，反易耗伤气血，故首以消瘰丸加海藻、昆布、夏枯草、鸡内金软坚散结为主，软化结节，配以三棱、莪术活血化瘀消癥。月经前期及经期则以活血化瘀止痛为主。考虑患者久病必虚，易寒凝血滞，故于经期加生黄芪、附片温通胞脉。经上述三法加减出入，患者症状明显改善，B 超复查显示包块缩小。

验案 2 杨某某，女，53 岁。

初诊：1999 年 2 月 6 日。

[主诉] 月经量多，带经期长，经期腹痛 10 年，加重 2 年。

［现病史］既往月经规律。近 10 年月经周期逐渐提前，血量增多，带经期长，9~10 天 /20~23 天，伴大血块，经期腹痛剧烈，需服止痛片，近 2 年症状加重，由于失血过多，继发贫血，血红蛋白为 70g/L。患者 10 年前体检时盆腔 B 超示：子宫大小为 8.5cm×6cm×4cm，表面点状回声，前壁见一 3cm×4cm 大小低强回声，以后复查 B 超均无明显变化。患者面色晦暗，舌质淡黯，脉沉细。

［西医诊断］①子宫肌瘤；②子宫肌腺症；③继发贫血。

［中医诊断］①癥瘕；②虚劳。

［辨证］气滞血瘀。

［治则］滋阴清热，软坚散结，辅以益气。

［处方］盐知母 10g，盐黄柏 10g，生地 10g，山萸肉 10g，山药 20g，泽泻 10g，茯苓 20g，党参 15g，生黄芪 20g，龟甲 10g，鳖甲 10g，生牡蛎 30g，当归 10g 等。

［治疗结果］患者共治疗 5 个月，平时以上方加减，经期益气化瘀止痛。服药后，于 3、4 月 2 次月经来潮，均周期规律，血量明显减少，腹痛明显减轻。末次月经为 1999 年 4 月 21 日，之后停经 3 个月。

按语：此患者诊断为子宫肌瘤、子宫肌腺症。因年龄接近绝经期，故以知柏地黄丸加软坚散结益气之品，抑制卵巢功能，促其绝经，并可控制出血，缩小包块。

三、从肾论治闭经

闭经为妇科常见病。月经的生理缘于肾气，肾气的盛衰影响着冲任，从而关系到月经的来潮与闭止。治疗闭经之证，重在从肾论治，兼调其他脏腑。

补肾当辨肾阳虚或肾阴虚，而分别施以温肾、滋阴之剂，温肾药如淫羊藿、仙茅、巴戟天、鹿角霜、覆盆子、紫石英等，滋阴如女贞子、山萸肉、熟地、枸杞子、龟甲胶等，而紫河车无论于阳虚、阴虚当为必用，盖因此品既益肾气，又补精血。在运用补肾法时，宜注意两点：①把握阴阳互根理论。因肾阳虚发展到一定阶段每多损及肾阴，而肾阴虚者在一定条件下亦可伤及肾阳。因而，用药时既要突出重点，又要予以兼顾，以便补阳不伤阴，滋阴不伤阳。②注意通补。首先，补肾药物，大多滋腻，易滞气血，故常辅以行气活血之品，使补而不滞；再者，经闭日久，非相反相成、通补并用或通补间用不能取效。在用补肾药物时，可参照基础体温曲线进行药量调整。如基础体温高温相上升迟缓，或高温相持续日期较短，须重用或加用补肾阳之品。但也有个别患者在滋补肾阳后，高温相上升并不理想，改投以活血通经之剂反而显效，且高温相持续时间延长。

奇经八脉隶属下焦肝肾，肾藏精，肝藏血，精血互生，乙癸同源。肝肾亏损则冲任无以附着，血海空虚，故致闭经。再则女子以肝为先天，肝主疏泄，疏肝和血，亦有利于气血疏通。补肝血宜用当归、白芍，调肝气则常用香附。肝肾同病者常见初潮较迟，经量偏少，色红或淡红，始则周期后延，继成闭经，多伴有头晕耳鸣、腰酸腿软、食纳减少等症状。妇科检查显示子宫常较小。其治以补益肝肾为主，兼以活血调经。常用药为紫河车、菟丝子、女贞子、枸杞子、山萸肉、何首乌、当归、白芍、制香附、益母草等。

脾胃为后天之本，气血生化之源，冲脉亦隶属于阳明。脾胃伤则不能养肝肾、育奇经，冲任无资，血海遂枯，则月事不行。故脾肾同治亦为治疗本病的一个重要方面。脾肾同病者，多表现为经闭时间较长，形体肥胖，或有浮肿、胸胁满闷、恶心痰多、神疲倦怠、怕冷、头晕目眩、腰背酸痛、性欲淡漠等症。妇科检查显示子宫小或后倾。其治以温肾补脾为主，佐以祛痰活血。常用药为鹿角霜、白术、生黄芪、枳壳、当归、川芎、香附、半夏、昆布、益母草等。

验案 1 王某某，女，35 岁，已婚。

初诊：1981 年 12 月 28 日。

[主诉] 闭经 2 年。

[现病史] 1978 年下半年起月经紊乱，1 个月两行或 2~3 个月一行，经量减少，色黯，夹小血块，3~4 天净。1979 年 1 月后，经期 2~4 月一行，量更少，色褐，2 天即净，伴经期乳房胀痛，性急易怒。1979 年 12 月起闭经，服中药 10 余剂未效。1980 年 9 月起用西药做人工周期，行经 3 次，量少，停药后月经仍不来潮。现症见形体瘦弱，怕冷，面色㿠白，头晕失眠，心悸气短，纳差便溏，晨起面浮，入夜足肿，无白带，偶有齿衄。苔薄白，质略淡，脉滑无力。基础体温为单相。

[月经婚育史] 患者初潮 14 岁，周期正常。孕 3 次，正常生产 1 次，人

工流产 1 次，自然流产 1 次，末次怀孕于 4 年前。未服过避孕药。患者末次人工月经为 1980 年 11 月 2 日。

[检查] 体温 36.4℃，血压正常。外阴、阴道（－），宫体后位，轻小、萎缩，质及活动度正常。1981 年 10 月外院作蝶鞍摄片，未发现异常。

[诊断] 闭经（继发性闭经）。

[辨证] 肝肾不足。

[治则] 补益肝肾，佐以活血通经。

[处方] 紫河车、山萸肉、当归、制香附各 10g，菟丝子、女贞子、枸杞子、何首乌、山药各 20g，砂仁 3g，益母草 15g。

二诊：服上方 2 月余，见少腹胀，有少量白带，但基础体温未见上升。治以前法加补肾之品，原方去女贞子，加淫羊藿、仙茅各 10g。

10 余剂后，基础体温上升至 36.6℃，白带增多，改以活血通经剂助之。

[处方] 当归 20g，川芎、淫羊藿、益母草各 15g，肉桂心 6g，桃仁、红花、䗪虫、生牛膝各 10g。10 剂。

三诊：基础体温上升至 36.9℃，白带反见减少。精血复而未充，仍应补虚。予补肾养肝、活血通经方。

四诊：10 余剂后复查，高温相持续 10 天，查宫颈黏液涂片，羊齿样结晶消失，多为经行先兆，改活血通经法。

4 月 26 日月经来潮，量色正常，行经 5 天，诸症亦除。

[治疗结果] 经后以上述两方交替服用，即经前通，经后补，以补为主，以巩固疗效。

启用 12 月 23 日方加川芎、茺蔚子制丸常服，至 10 月，经行恢复正常。

验案 2 孙某某，女，32 岁，已婚。

初诊：1979 年 6 月 10 日。

[主诉] 闭经 4 年。

[月经婚育史] 1975 手 1 月正常产后，哺乳 2 个月，后行经 4 个月，末次月经为 1975 年 6 月 5 日。初潮 18 岁，周期为 40~90 天，量中等，无痛经，3~5 天而净。至 22 岁时，周期自行正常。25 岁结婚，孕 2 次，人工流产 1 次，正产 1 次，无产后出血过多史。

[检查] 体温 35.5℃，血压 20/50mmHg，心率 60 次 / 分。基础体温单相

型。子宫较小，质正常，活动，双侧附件（－）。1979年2月在外院作蝶鞍摄片，未见异常。症见形体肥胖，胸闷纳差，心慌气短，头晕，全身乏力，阴道分泌物很少，舌胖，苔薄白，脉濡细而迟。

［诊断］闭经（继发性闭经）。

［辨证］脾肾阳虚。

［治则］温补脾肾，祛痰利湿，疏畅气血。

［处方］鹿角霜、生黄芪、当归、枳壳、益母草各20g，白术30g，川芎12g，香附10g，半夏、昆布各15g。

［治疗结果］服药1月余，体重见减，心慌、气短等症明显改善，原方续进。9月6日月经来潮，量少色褐，3天而净。继用参茸卫生丸，早晚各服1丸，五子衍宗丸，每日中午1丸。治疗4个月，经行如常，基础体温示双相型。妇科检查显示子宫已恢复正常大小。嘱继服前药2个月，以巩固疗效。

小结 （1）强调闭经治肾，并注重冲任二脉调和。盖因冲为血海，任主胞胎，任脉气通，冲脉血盛则月事正常，故方中突出对冲任药物的应用。如鹿角霜通督脉之气，枸杞子、巴戟天壮冲任之气，当归、川芎、丹参、香附调冲任之气血等。

（2）注意脏腑相关，即肾与肝、脾的关系。盖肾伤则天癸失常，脾伤则化源受损，肝伤则血海空虚，故须视证情而予兼顾。

（3）补肾为治闭经之治本大法，但也要注意出现的兼证。如气虚、血虚、脾虚、血瘀、气滞、痰湿等证候，治法上也应予以配合。实践证明，临床运用益气补血、行气活血、燥湿化痰、疏肝健脾之法，虽能暂收月经来潮效果，但因上述兼证往往是发病过程中的一个阶段或是一种诱发因素，故很少能形成月经周期。但运用补肾法，则不仅能使月经来潮，且能恢复月经周期。

（4）辨证中，宜从体质角度分析病因。体肥丰腴，肌肤柔白，多为痰湿（阳虚）之体，而形瘦色苍，面色憔悴，常是阴虚（精血亏损）之质，握此大要，有助认证施方。

四、痛经的辨证与治疗

痛经是在经期前后或在行经期间发作的下腹疼痛，可伴随腰痛，但大多数患者于月经第1、2天出现，常为下腹部阵发性绞痛，有时也放射至阴道、肛门及腰骶部，可伴有恶心、呕吐、尿频、便秘或腹泻等症状，腹痛常持续数小时，偶有1~2天，当经血外流通畅后逐渐消失。疼痛剧烈时，面色苍白，手足发凉，出冷汗，甚至昏厥。亦有部分患者在月经前1~2天即有下腹部疼痛，接近月经或来潮时加剧。膜样痛经的患者则在第3~4天时疼痛最剧烈，膜状物排出后即消失。

痛经是妇女常见病之一，已婚与未婚的妇女均可发生，未婚的以原发性为多，已婚的以继发性居多。以青年妇女更为多见，常发生在月经初潮或初潮后不久，往往经结婚或生育后痛经缓解或消失。原发性痛经流血量不多，但每间有血块或大片膜样组织。

痛经的辨证一般以经前腹痛属实，经后腹痛属虚；腹痛拒按属实，腹痛喜按属虚；喜暖属寒，恶热属热；绞痛、冷痛属寒，刺痛属热属瘀；胀甚于痛属气滞，痛甚于胀属血瘀；绕脐疼痛多属寒证，痛引两胁者多兼肝气郁滞，病及脘腹者多兼胃气不健。少腹两侧痛及下腹掣痛或胀坠隐痛多见于盆腔炎患者，痛而子宫内膜成块脱落为膜样痛经。腹痛呈渐进性，从经前数天发生小腹疼痛，逐渐加重，尤其是月经期第1天疼痛难忍，须注意是否为子宫内膜异位症。

引起本病的原因，大都系情志抑郁，精神紧张、恐惧，或过食生冷酸涩，感受寒冷，或素体虚弱，气血两亏，或子宫发育不良，以及临经性交所致。剖宫产手术后亦可以导致本病。总的说来，不外虚、实两大类，但以实证较为多见，一般均由气滞、寒凝、血瘀，致使经血不得畅流，排出困难所引起。

本病大致可分气滞血瘀、寒湿凝滞、气血两亏、湿热蕴结四种证型。至于膜样痛经、子宫内膜异位症、慢性盆腔炎等与上述病因基本相同，故不另立项目，而附录于以上各条内。

1. 气滞血瘀证

【临床表现】经前或经潮时小腹疼痛，经血量少而不畅，色紫暗有瘀块，血块排出后则腹痛减轻。精神紧张、恐惧，经前可出现乳房胀痛或下腹坠胀不适。舌质正常或紫暗，脉沉细或沉涩。

【病因病机】临经精神紧张，肝郁气滞，血行受阻；或子宫过度后倾，宫颈狭小，经血排出困难；或经血凝结，成块，不易排出；或整块子宫内膜阻塞子宫口，不通则痛。

【治则】活血理气。

【药用】当归10g，川芎10g，生蒲黄10g，生五灵脂10g，枳壳10g，制香附10g，益母草15g。

【随症加减】上方以活血理气为主，如子宫后倾加生艾叶5g，宫颈狭小加柞木枝15g，子宫内膜异位症加血竭3g、三七粉3g，膜样痛经加丹参20g、䗪虫10g，挟寒加肉桂心5g，体弱加党参15g。

2.寒湿凝滞证

【临床表现】经前或经行时小腹冷痛或绞痛，喜暖喜按，得热较舒，畏寒肢冷，月经量少而不畅，色不鲜或似黑豆汁，或淡，夹有瘀块。舌苔薄白或白腻，脉沉细或沉迟。

【病因病机】平素及临经过食生冷冰块等，经行期间淋雨涉水，游泳及冷水洗足，胞宫经血流通不畅，阻滞作痛。

【治则】温经散寒。

【药用】肉桂5g，吴茱萸3g，当归10g，川芎10g，白芍10g，香附10g，甘草3g，生艾叶3g，党参10g。

【随症加减】上方以温经为主，如腹痛甚可增三七粉3g，畏寒肢冷严重者加干姜5g，便溏加炮姜3g。

3.气血两亏证

【临床表现】经行或经后小腹绵绵作痛，有下坠感，喜按喜暖，月经量少、色淡。面色苍白或萎黄，腰酸腿软，或腰部酸胀不适。舌淡苔薄，脉细弱。

【病因病机】素体虚弱，气血两亏，经后血海空虚，胞脉失养，或营养不良，子宫发育欠佳，或因神经质性格，痛感过敏。腹痛不随经净而缓解，有时反因血去而腹痛加剧。

【治则】益气养血。

【药用】党参20g，白术10g，茯苓10g，当归10g，白芍15g，熟地10g，川芎5g，肉桂3g，香附10g，甘草3g。

【随症加减】上方以和血养血为主，如腰酸或腰胀甚者用白术 50g，虚甚恶寒者加鹿茸粉 1g。

4.湿热蕴结证

【临床表现】平日小腹疼痛，腰骶部酸痛，白带多，月经前后疼痛加剧。月经量增多或经期延长，色紫有块，或有低热。苔薄黄，舌红，脉细滑或弦滑。

【病因病机】房事不洁或产后感染，热结胞脉，蕴久生湿，致盆腔瘀血，经血流通不畅，导致痛经。

【治则】行气活血，清热利湿。

【药用】柴胡 10g，枳实 10g，赤芍 10g，生甘草 3g，丹参 30g，三七粉 2g，龙葵 25g。

【随症加减】上方以理气活血为主，如便秘增芦荟 3g，尿热加黄柏 10g，月经量多加阿胶 10g。

以上各证方药于经前 3~5 天开始服用至经期，每日 1 剂，日服 2 次，连服 2~4 个周期。

痛经的证因脉治，历代医家叙述较详，根据月经的期、量、色、质，参合舌、脉及疼痛时间和性质，区分寒、热、虚、实，常不困难。但临床上并非一成不变，试举经前痛属实，经后痛属虚为例：经前腹痛系经血排出困难，瘀血未下，不通则痛，待经血排出后，疼痛即减，是为实证。然有个别病例，经量虽多，依然腹痛，有时下瘀块后痛势略缓，少顷又剧，反复发作，甚至经血愈多腹痛愈甚，从症状看似痛在经血排出以后，但不能作经后痛属虚论，此证系宿瘀内结，随化随下，经血虽畅，瘀仍未清，是以经血虽下，疼痛不减，在治法上即使经血量多，仍当活血化瘀，从实论治，药后不但痛势缓解，经量亦可相应减少。如按对证治疗，用止血镇痛剂，则宿瘀未消，非旦不能止痛，相反在出血方面也越止越多，是形似通而实不通也。这是痛在经后属实异常辨证之一。

腹痛喜按属虚，拒按属实，也不尽然。不少病例，尽管经血不畅，里有瘀滞，往往腹痛喜按。盖痛而拒按，大都系瘀滞重证，如腹部胀硬，甚至灼热，一触即痛等。一般经行不畅，虽也有瘀，但不一定拒按，相反喜按喜温，喜按可促使瘀血排出，血得热则流畅，通则不痛。因此辨别虚实，不能一概以喜按拒按定论，可根据经血排出后或血块排出后腹痛是否减轻以分虚实。此外有素体怯弱，气虚无力推动血行，致经来不畅，血滞作痛而拒按，是属挟虚挟实的证型。更有极个别患者，同时出现既喜按又拒按的现象。这种病例可分为两种情况：一种是轻按觉舒，重按即痛，多属挟寒挟瘀，寒轻瘀重；另一种轻按则痛，重按反舒，多属兼瘀兼虚，瘀少虚甚。

在临床上本病常虚实并兼，纯虚者少，不似文献中所述症状典型，容易辨证。如某些病例，平素体质虚弱，因经行期间，心情不快，或受风冷，致气滞寒凝，血行不畅，导致痛经。瘀血未下之前腹痛较剧，既下之后绵绵作痛，此种情况即同时包括虚实两个方面，剧痛时属血瘀实痛，隐痛时属血虚虚痛，故经行时应活血通经，从实论治，经血畅通之后，须养血益气，按虚证处理。同一病例，经前经后治法迥异。

方书皆谓患者面色紫暗，目眶暗黑，舌色紫暗，舌边有青紫色瘀点或瘀斑，脉涩，属有瘀之象，但大多数血瘀痛经患者并不出现上述症状，则须根据月经的期、量、色、质及腹痛时间和性质，以别虚实。反之，如腹痛并不严重，但血量少而色黑亮，脉、舌、面色等出现以上征象者，是为有瘀，则当从脉、舌、面色的形态辨证，用活血化瘀法处理。这是对血瘀痛经运用四诊察色按脉与主症腹痛轻重不同等征象在辨证上有所取舍的一些情况。

血瘀痛经，方书记载都离不开涩脉，实际上涩脉并不多见。根据临床观察，经痛较甚时脉常呈弦象，甚至弦劲有力，在剧痛昏厥时脉反显细弱。此刻在辨证方面切勿因脉象细弱而误认为是虚证。虚痛多是隐痛，不致产生昏厥，剧痛多是实证，容易引起昏厥。虽然虚证也有腹痛较甚者，多系素体怯弱，痛感灵敏，对痛的忍受力差，但也不致产生昏厥症状。故切脉辨证，有时尚须灵活。

痛经常伴有其他各种全身症状，也是帮助诊断的重要旁证，但有些症状，不一定是病态。例如行经期间，部分患者常有屡欲大便之感，但大便依然成形，这是因临经之际，冲任充盈，刺激直肠而产生的感觉，属一般经期反应，并非病态。又如腹痛严重时，往往出现恶心呕吐，大都是由经滞不下，冲气不得下泻，反而上逆犯胃所致，一旦经血畅下，腹痛减轻，其吐即自然消失，这并非胃腑本身有病，故不能作为辨证的佐证，因此在治疗时也无同时兼顾的必要。这是参考伴有症状辨证时有所取舍的一些情况。

在治疗方面,有些伴有症状须与主症并治,以兼顾主症,增强对主症的疗效。有些症状则不一定同时治疗,只要主症消失,伴有症状亦自然缓解。例如瘀滞化热的痛经患者,常伴大便秘结和口干不欲饮等现象。对于便秘,可在活血通经时加用芦荟,芦荟除泻热通便外,兼可活血通经,这样配合,疗效更显。至于口干不欲饮,与一般热在气分的口渴不同,瘀滞化热系热在血分,故口虽干而不欲饮,待瘀化热除,主症治愈,口干就自然消失,故处方时无须兼顾口干。

精神因素在原发性痛经中亦起一定作用,特别是神经质性格的人,或对月经生理缺乏认识的人,她们在临经之际,表现为过度的焦虑、紧张和恐惧,致使经血流通不畅,造成经血潴留,从而引起痛经。这类患者,如能给予心理治疗,进行适当解释,消除顾虑,再辅以药物治疗,常能获得满意的疗效。

验案 张某,女,30岁。

初诊:2005年3月4日。

[主诉]经行腹痛,带经期延长1年。

[现病史]患者既往月经规则,3~4天/30天,量中,色红,无明显痛经。近1年来出现经行腹痛,痛经或发生在经前,或发生在经后,无明显规律,但经前发作疼痛较剧,经后发作则绵绵作痛。经前疼痛呈中度,喜温按,无恶心呕吐,有时须服用止痛药物。带经期延长至8~9天干净。孕0。平时畏寒,无其他明显不适,饮食可,大小便正常。舌质暗淡,苔薄白,脉沉细。末次月经:2005年2月24日。

[查体]妇科检查无明显异常发现。B超亦正常。

[西医诊断]痛经。

[中医诊断]痛经(寒凝血瘀);经期延长(气虚血瘀)。

[治则]温经活血,散瘀止痛。

[处方]温经汤加减。

党参50g,当归10g,川芎10g,桃仁10g,炮姜10g,阿胶10g(烊化),甘草10g,枳壳15g,三七粉3g(冲),益母草10g。7剂。

二诊:2005年3月11日。服上方后未诉明显不适,饮食、二便调。舌脉如前。继服上方加鹿角霜10g,7剂。

三诊：2005 年 3 月 18 日。患者现为经前，未诉明显下腹疼痛，仅偶尔觉腰酸，舌暗，脉细滑。现为经前，宜通经活血。

拟《金匮要略》瓜蒌根散：桂枝 10g，桃仁 10g，天花粉 10g，白芍 10g，䗪虫 10g，甘草 10g，三七粉 3g（冲）。7 剂。

四诊：2005 年 3 月 25 日。患者月经 3 月 20 日来潮，腹痛未作，偶有腰酸，今日月经基本干净。患者欣喜之情溢于言表，特来感谢许老。因患者要到国外定居，要求继续照方抓药。许老告诉患者可以继续服用二诊方一段时间。

按语：该患者痛经为继发性，发病恐因平素体质虚弱，经期受风冷，致气滞寒凝，血行不畅，导致痛经。瘀血未下之前腹痛较剧，既下之后绵绵作病，此种情况即同时包括虚实两个方面，说明剧痛时属血瘀实痛，隐痛时属血虚虚痛，故经行时应活血通经，从实论治，经血畅通之后，须温养气血兼活血，按虚实夹杂证处理。同一病例，经前、经后治法有一定差异，临证不可不慎。该患者因要到国外定居，实属遗憾，若能定时来调理，恐效果更佳。

五、围绝经期综合征以肾统领，妙用经方

妇女一生中，从生育能力与性功能正常时期转入更年期，过渡至老年期，是一个必经的生理过程。这一过程的基本生理变化是冲任二脉的功能逐渐衰退，以至完全消失。主要表现为生育能力和性功能下降，月经稀发以至终止。这本是妇女正常的生理变化，但有些妇女，由于素体差异及生活环境等影响，一时不能适应这些生理变化，致使阴阳二气不平衡，脏腑气血不相协调，而出现一系列症状。其突出的临床表现为阵发性颜面潮红，烘热、汗出，因而影响体力和工作，统称为围绝经期综合征。许老治疗围绝经期综合征有其独特认识。

（一）肾虚为本，从肾统领辨证，灵活加减

许老认为人体的自然盛衰过程由肾气所主，肾气为五脏六腑之本，也是维持阴阳之根本。"五脏之阴气，非此不能滋，五脏之阳气，非此不能发"（《景岳全书·命门余义》）。肾主生殖，对"精髓、骨、脑、齿、腰脊、前后

二阴、髀股、足跟、足心所生病"(《医方类聚》)均有影响。冲任功能衰退是引起更年期脏腑功能失调的主要因素。这个时期妇女的肾气逐渐虚衰，天癸和冲任的功能逐渐降低，人体的阴阳平衡状况发生变化，脏腑功能失调，特别是肾、肝、脾、心的功能变化，因而产生一系列不同程度的综合症状，即在此年龄阶段或早或迟地出现某些与肾生理变化有关的现象，如月经紊乱至绝止，颜面憔悴，头发开始斑白，牙齿易碎裂，易倦怠乏力，健忘少寐，情绪易波动等，健康的身体常可自身调节逐渐适应，但有的妇女则易受到内外因素的影响，以致肾阴阳失衡，或偏于肾阴虚，或为肾阳虚，或阴阳两虚。

此症状的发生及其轻重程度，除与冲任功能状态有密切关系外，还与个体体质、健康状况、社会环境、精神因素以及脏腑功能等密切相关。围绝经期综合征主要起源于脾肾气衰，冲任亏损，人体调节阴阳平衡功能减退，致使脏腑功能失调，出现肾阴不足或肾阳不足以及脾胃不健等情况。因此治以补益脾肾、调理冲任、平衡阴阳为主，但亦应注重症状的治疗。体质弱或肾、肝、脾功能不健者，症状大多表现较为明显。

对围绝经期综合征的治疗主要以补益脾肾、调理冲任、平衡阴阳为主。

临床上，多将本病分为三个证型施治。

1. 肾阴虚证

【临床表现】月经周期紊乱，经量时多时少，烘热或面红，出汗，烦躁，易激动，头晕或头痛，眼花，失眠，血压不稳定，有时会出现皮肤蚁走感，舌苔薄少，舌质偏红，脉大多细滑，有时表现为细数（多在心悸时）。

【治则】滋养肾阴，兼顾肾阳。

【方药】二仙汤加减：淫羊藿 10g，仙茅 10g，盐知柏各 10g，当归 10g，生白芍 10g，百合 15g，生地 10g，莲子心 5g。

本方对围绝经期综合征的阴虚证，大多数疗效良好。烘热、失眠可得以控制，血压偏高可转变为正常血压，月经不规则亦可变为规则周期的正常月经。亦可使烦躁、激动等症状消失或减轻，并有助于加强性欲及产生欣快感。

头晕甚者可加用葛根 10g、川芎 10g，经量过多者可加用三七粉 1.5g（分冲），大便干结者可加用芦荟 1.5g，浮肿者可加用益母草 30g。

上药每日 1 剂，水煎服。若疗效较好者，可改为隔日 1 剂。治疗 2 个月后，大多数能取得满意疗效。

2. 肾阳虚证

【临床表现】本证型临床较为少见。表现为间歇性闭经，经量减少，面色晦黯或浮白，腰酸背痛，肌肉疼或关节痛，大便时溏时干，纳差脘胀，足胫部浮肿，晨起面部浮肿较明显，舌淡胖，脉细弱。

【治则】温肾扶脾，兼护肾阴。

【方药】二仙汤加味：淫羊藿 10g，仙茅 10g，巴戟肉 10g，盐知柏各 10g，当归 10g，白术 30g，泽泻 15g，葫芦巴 10g，谷麦芽各 15g。

本方对便溏、纳差、浮肿等症状有明显疗效，可减轻腰背酸痛及肌痛，并有改善精神状态的作用。腹胀者可加用砂仁 5g，舌苔腻者可加用石菖蒲 10g，失眠者可加用交泰丸 5g（包煎）。

上药每日 1 剂，水煎服。用药时间视疗效情况而定。

3. 脾胃虚证

【临床表现】食欲不振，纳呆胃胀，四肢倦怠无力，嗳气，大便不爽或秘结，舌质淡，脉细弱。

【治则】补脾健胃。

【方药】参橘煎加味：太子参 15g，橘叶 15g，半夏 10g，砂仁 5g，石菖蒲 10g，谷麦芽各 15g，当归 10g。

本方有振奋胃肠功能与改善营养状况的作用，可长期服用。

此外，临床上有的患者肾阴虚、肾阳虚与脾胃虚的症状不明显，而表现为某些症状突出，可先治其症状。例如精神抑郁，悲伤欲哭者，可用逍遥散合甘麦大枣汤加味：柴胡 10g，当归 10g，白芍 10g，白术 10g，茯苓 10g，甘草 10g，小麦 20g，丹参 15g，桃仁 10g，薄荷 5g，生姜 10g，大枣 10 枚。

本方对情绪不稳定、哭笑无常、易怒等症，可使之消失或减轻。每日 1 剂，水煎服，待症状缓解后即应停药。

恐惧不安者，可用柴胡桂枝龙骨牡蛎汤加减：柴胡 10g，龙骨 15g，牡蛎 20g，桂枝 10g，白芍 15g，甘草 5g，枳实 5g，磁石 20g，当归 10g，茯苓 20g。

本方对惊恐、心悸等症状有一定疗效，每日 1 剂，水煎服，当病情缓解后，应逐渐减少用药量，停止使用。

血压高者，可用下列方药：丹参 15g，黄精 15g，延胡索 10g，葛根 10g，川芎 10g，益母草 30g。

本方有降低血压，消除心前区不适感的作用。每日 1 剂，水煎服，而后根据病情适时调整剂量或停药。

（二）见微知著，妙用经方，辨病分阶段论治

围绝经期综合征患者症状繁杂，但常常可见到患者反复倾诉某症为著，或曰失眠，或曰心烦，或曰出汗，不一而足，遇此种病患，治疗之初不能拘泥于阴虚、阳虚之本，解决其主要问题是为要务。此种情况下，许老认为，肾虚仍为本，因脏腑之间联系密切，且患者体质不同，则有或肝，或脾，或心等脏气气血失调，从而表现为临床以某一脏或某些脏之间失去协调为主，最终导致患者各种突出的临证表现。每当此时，许老善用经方的特点则大显神威。如失眠一证，可根据不同的情况采用栀子豉汤、温胆汤、酸枣仁汤、桂枝龙骨牡蛎汤等等；出汗则可用生脉散、桂枝汤、黄芪桂枝五物汤、桂枝龙骨牡蛎汤等等。一旦主症缓解，则应该辨证论治，从肾阴、肾阳之本出发，按照调补肾中阴阳的不同原则，缓缓图之，帮助围绝经期妇女平稳过渡。

（三）注重心理调适，建立良好的医患关系

许老充分认识到心理因素在经断前后诸症的发病、治疗和预后中有非常重要的作用。"医者，仁术也！"是许老崇高的医德体现。他在非常繁忙的日常诊疗工作中，对围绝经期患者，从不表现出不耐烦的情绪，总是态度温和，耐心地倾听患者的叙说，从中抓住主要矛盾，对证下药，并劝说患者尽量放松心情，不要胡思乱想。由于有出色的疗效，复诊时患者往往因服药后缓解了自己主要症状而感觉非常满意，对许老充满了信任，倾诉了许多甚至不愿意对家人诉说的隐私。良性循环的医患关系，也是保证围绝经期综合征患者取得最终疗效的有效措施。

最后，应该加强卫生宣传教育，使围绝经期综合征患者认识到围绝经期是一个生理过程，消除对围绝经期的顾虑及精神负担。围绝经期时注意劳逸结合，保持心情舒畅，避免急躁、忧郁等情绪。生活要有规律，适当限制脂类及糖类物质的摄入。如果能坚持练习气功、太极拳等，则对治疗围绝经期综合征大有裨益。

（四）典型验案

验案 李某，女，47岁。

初诊：2004年12月31日。

[主诉]烘热、汗出、心烦2年，加重2个月。

[现病史]既往月经规律，7天/28~31天，痛经明显，末次月经为2003年9月4日，患者1976年因子宫腺肌病、子宫内膜异位症经孕三烯酮胶囊治疗，1997~1999年行三次试管婴儿，均未成功，未曾生育。最近体检B超示无明显异常，心血管检查正常。患者现时感烘热、汗出、心烦易怒、头晕，睡眠尚可，畏寒怕冷，腰酸困，舌质淡黯，脉沉细。

[西医诊断]围绝经期综合征。

[中医诊断]绝经前后诸症。

[辨证]脾肾阳虚。

[治则]温肾扶脾，兼护肾阴。

[处方]巴戟肉10g，淫羊藿10g，盐知柏各10g，当归20g，白芍10g，熟地20g，山萸肉10g，紫河车10g，合欢皮10g，益母草20g，墨旱莲10g。7剂。

后以上方为主方，根据病情变化略加减一二味药物，患者共坚持服药治疗3个月余，终述诸症渐缓。

按语：此患者病为围绝经期综合征，故以二仙合知柏地黄丸加减，抑制卵巢功能，补肾阳，降相火，缓缓服用而收功。

六、补肾健脾治疗先兆流产

许老认为，肾为先天之本，元气之根，受孕的首要条件是肾气盛，正如《傅青主女科》所云："夫妇人受妊，本于肾气之旺也。"《医学衷中参西录·治女科学》也云："男女生育皆赖肾气作强……肾旺自能萌胎也。"其次，胚胎既然来源于妇精母血，并种植在母体胞宫之内，胞宫无论从经络上，还是功能上，都与肾有密切的联系，如《素问·奇病论篇》云："胞络者，系于肾。"再者，任主胞胎，任脉受脏腑精血，与冲脉相资，得督脉配阳，乃能通盛，任脉承载的阴血、津液以养胞胎。因此，胞胎的维系、妊养首先应责之于肾气的盛衰，肾气盛，任脉亦盛，胞宫充盈，胞胎得养，胎儿乃成。基于以上理论，先兆流产病因主在肾。若母体肾气亏虚，冲任失固，则胎失所养，胎动不安；若先天肾精不旺，则胎元不健，胎萎不长，而致流产。故治疗应补肾养血、固冲安胎，以寿胎丸加味。在补肾基础上，加入党参、山药、莲子等药物能够使全方补气生血，养胎固胎之功更盛。寿胎丸出自《医学衷中参西录》，由菟丝子、桑寄生、川断、阿胶4味药组成。方中菟丝子补肾气，桑寄生、川断固冲任，阿胶补血止血，共奏补肾养血、固冲安胎之功。许老在临床实践中体会到，寿胎丸的适应证，首先是着重于"肾虚"，其次是"血虚"，临床特点是以先兆流产、腰酸、出血为主。但先兆流产除与肾虚密切相关外，与脾虚亦有密切关系。脾为气血生化之源，胎赖血营养，若脾虚化源不足，胎失所养，亦可导致流产，故许老多年来常用本方加党参、山药补脾益气，并加白芍、甘草缓急止痛，广泛应用于治疗各种先兆流产，尤其在习惯性流产应用方面，取得较满意的疗效。

（一）初潮年龄越早，治愈率越高

曾经观察过160例先兆流产患者采用上述方药治疗，结果发现127例治愈的患者中初潮年龄均低于15岁，33例治疗失败的患者初潮年龄均在16岁以上。由此可以看出，凡是初潮年龄较早的人，由于肾气充足，冲任功能健全，内生殖器发育完善，保胎成功率就高；反之，初潮年龄较迟的人，由于肾气不足，冲任功能不全，或内生殖器发育欠佳，保胎成功率就低。这些结果与《素问·上古天真论篇》"女子二七天癸至，任脉通，太冲脉盛，月事以时下，故有子"的论述是相符的。

（二）体温下降，多为流产之先兆

160例保胎患者中，平均体温为36.92℃。其中33例保胎未成功的患者体温平均为36.90℃，低于平均值，而保胎成功的127例患者体温平均在37℃。这说明高体温组提示卵巢功能比较健全，孕激素尚充足，所以保胎成功率高，而低体温组则表示卵巢黄体功能不全，孕激素不足，难以维持孕卵的种植和早期发育。有些患者在入院时体温（多在36.8~36.9℃）尚好，继而逐日下降至36.4℃，这类患者虽出血不多，无腰酸腹痛，但最终还是因胎萎不长，胎死于宫内，致使保胎失败。

此外，体温偏高的患者，每多表现为头晕、脉搏滑数等阴虚血热征象，体温偏低的患者，往往表现为舌淡苔水白、脉细滑无力以及尿频、小腹坠胀等脾肾虚寒症状，其临床疗效相对较差。这是因为肾为冲任之本，脾为气血生化之源，胎赖血濡养，更赖肾固护。所以保胎均以补肾健脾为主。

（三）患者服药必须 7 剂以上，疗效才能巩固

160 例先兆流产患者，住院期间平均服药 17 剂，最少 7 剂，最多 45 剂。127 例保胎成功患者服药均在 7 剂以上，说明服药必须连续 1 周以上，其疗效才能巩固，保胎成功率才能提高。

另外，据临床观察，疗效与疗程长短并无明显关系，而与出血时间的长短有一定关系，出血次数越多，疗效越差。

（四）及时治疗，注意休息

患者及时治疗，注意休息，亦是提高治愈率的一个主要方面。从治愈情况（127/160）可以看出，孕 5 产 0 的保胎成功率最高，占 100%，孕 2 产 0、孕 3 产 0、孕 4 产 0 的保胎成功率也在 80%~90% 以上。其成功率之所以高，这可能与流产次数大于 1 次之后，孕妇对保胎治疗极为重视，能及时就诊住院，积极配合治疗有关。而孕 1 产 0 的患者往往满不在乎，住院时间较晚，有的胎儿已停止发育才住院保胎，还有的是不按时服药，且下床活动较多，这就增加了失败的因素。

（五）运用西医学手段协助诊断补四诊的不足

住院患者大部分都做了超声波检查，最早 35 天，最晚 86 天，平均 70 天左右。凡保胎成功者均可测得胎心，如超过 75 天仍未测及胎心与胎动者则应考虑胎儿停止发育，可及时用中药下胎，以缩短疗程。

（六）典型验案

验案 1 刘某，女，34 岁，工人。

自然流产 4 次，此次为第 5 次妊娠，于 1983 年 5 月 29 日入院。末次月经为 1983 年 4 月 23 日，既往月经规律，现停经 36 天。感腰酸、小腹坠痛，伴有少量阴道出血，查尿妊娠试验阳性。体温 36.9℃，脉搏细滑无力。早孕反应不明显。住院后服中药每日 1 剂，1 周后阴道出血停止，并出现早孕反

应，尿妊娠试验阳性，体温在 37℃ ~37.3℃ 之间，脉搏细滑有力。9 周后超声波提示：子宫前后径 6cm，羊水液平 2cm，示子宫增大 7cm×5cm×5cm。胎囊 1.5cm，当时疑为胎儿停止发育，但患者仍有妊娠反应，乃继续服中药保胎，至妊娠 3 个月时，多普勒听到胎心 154 次/分，痊愈出院。足月产一男婴。

验案 2 矫某某，女性，33 岁。

初诊：2004 年 10 月 15 日。

[主诉] 停经 56 天，下腹坠痛，伴阴道少量出血近 1 天。

[现病史] 9 月底查尿 HCG（+），血 HCG 值为 10000IU/ml。10 月 12 日 B 超示宫内早孕，活胎。今日晨起无明显诱因出现下腹坠痛，伴阴道少量出血，色淡红。停经 40 天时偶有轻度恶心、呕吐等妊娠反应。现为停经 56 天，下腹坠痛，伴阴道少量出血近 1 天，阴道出血，色淡红，时恶心呕吐，饮食不多，大小便正常。舌质黯，苔薄白，脉沉细略滑。

[月经婚育史] 月经 16 岁初潮，5~7 天/28~31 天，量中，色红，痛经(−)，末次月经：2004 年 8 月 20 日，前次月经：2004 年 7 月 19 日。26 岁结婚，配偶大 1 岁，体健，性生活正常，否认性病史。2000 年怀孕 3 个月自然流产，2002 年 1 月因胎停育行清宫术，2002 年 7 月孕 35 天自然流产。此后工具避孕。孕 4 产 0，3 次自然流产史。

月经垫上见少量红色血液，因胎儿宝贵，内诊暂不查。

[检查] 9 月底查尿 HCG（+），血 HCG 10000IU/ml。B 超（10 月 12 日本院）：宫内早孕，活胎。

[西医诊断] ①先兆流产；②宫内早孕（孕 8 周）；③习惯性流产。

[中医诊断] ①胎动不安（肾虚不固）；②滑胎（肾气不足）。

[治则] 补肾固冲，养血止痛。

[处方] 寿胎丸加味。

菟丝子 50g，桑寄生 10g，阿胶珠 10g，甘草 6g，砂仁 3g，白芍 10g，竹茹 10g，川断 10g，陈皮 10g。8 剂。

二诊：2004 年 10 月 21 日。患者孕 8 周 +6 天，已无阴道出血，下腹痛偶发。食后自觉恶心，无呕吐，饮食正常，大小便正常。舌质黯，苔薄白，脉沉细略滑。患者下腹痛仍为肾虚之象，可继续补肾固冲治疗，加大白芍用量配合甘草，拟芍药甘草汤意以缓急止痛。

［处方］菟丝子 50g，桑寄生 10g，阿胶珠 10g，甘草 6g，砂仁 3g，白芍 30g，竹茹 10g，川断 10g，陈皮 10g。4 剂。

三诊：2004 年 10 月 28 日。患者孕 9 周 +6 天，无阴道出血，偶有下腹痛，活动后加重。食后自觉恶心、呕吐，仍考虑早孕反应。饮食可，大小便正常。舌质正常，脉细滑。患者情况稳定，偶有下腹痛，可在原方上加鹿茸粉以补肾固冲。

［处方］菟丝子 50g，桑寄生 10g，阿胶珠 10g，甘草 6g，砂仁 3g，白芍 30g，竹茹 10g，川断 10g，陈皮 10g，鹿茸粉 2g。7 剂。

四诊：2004 年 11 月 4 日。患者孕 10 周 +6 天，无阴道出血，偶有腰酸腹痛。食后恶心、呕吐较前减轻，考虑早孕反应。饮食可，大小便正常，脉细滑。效不更方。

［治疗结果］服上方至孕 12 周停药，2005 年 9 月正常分娩一男婴。

按语：此例患者"停经 56 天，下腹坠痛，伴阴道少量出血近 1 天"，中医诊断为"胎动不安"。患者曾经行清宫术，损伤肾气胞宫气血，导致肾气不足，冲任失固，故妊娠后胎元无以维系，导致胎屡孕屡堕。此次则胎动不安，阴道流血，下腹部隐痛，腰酸，脉沉细，为肾气不足之象，舌舍之从症，纵观脉症，病位在冲任胞脉，病性属虚，证属肾虚冲任失固。治疗从肾论治，选用经典中药方寿胎丸补肾固冲加砂仁、陈皮、竹茹降冲逆之气，待血止后加大芍药用量，与甘草组成著名的芍药甘草汤止痛，痛止后则加鹿茸粉血肉有情补肾之品善后。

七、慢性盆腔炎不是"炎"

（一）西医病理概念及其中医诊治存在的主要问题

盆腔炎是盆腔内生殖器官及盆腔周围结缔组织以及盆腔腹膜等炎症性病变的总称，其中，慢性盆腔炎是妇科的常见病、多发病。据报道，因下腹及腰痛就诊者约占妇科门诊人数的 1/4，其中大部分是慢性盆腔炎患者。国外统计资料表明，15~19 岁女性中有 3% 的人患有急性或慢性盆腔炎，30~34 岁妇女的发病率为 14%。本病的临床表现主要是长期反复发作的下腹部或腰骶部疼痛，白带增多，月经失调和痛经等等，相当大部分患者因本病导致输卵管堵塞而不孕。此外，文献报道，妇科炎症是异位妊娠的发病率明显升高的直接原因。因此，本病严重地影响了广大妇女的工作和生活质量。在西医学的概念上，所谓的慢性盆腔炎的"炎性"病理改变会呈现组织充血、水肿，纤维组织增生、增厚和粘连等等，此时患病部位多无病原体的繁殖和活动，对抗生素不敏感。由于慢性盆腔炎病程日久，迁延难愈，且常反复发作，可导致患者神经衰弱，精神抑郁，影响其工作和日常生活。西医采用理疗的方法治疗慢性盆腔炎只能暂时缓解症状，往往在劳累、经期、性生活或生气后复发，故目前西医尚无理想疗法。而在中医药治疗上，存在比较突出的问题：许老认为其一在治法上，目前以清热解毒中药为大法治疗慢性盆腔炎并不是非常符合中医诊治该病的精神；其二，市场上非常多的非处方中成药物，也是拟用清热解毒法则组方，长此以往必将带来负效应，对中医诊治该病造成不良影响。因此深入研究和探讨中医药治疗慢性盆腔炎的病因病机，对于切实提高疗效具有重要的现实意义，而对于慢性盆腔炎"炎"字的中医深入探讨，对中医临床诊治该病形成良好的思维模式有非常积极的意义。

（二）瘀血阻滞冲任为其主要病机

急、慢性炎症治法不同。凡急性炎症，大家的习惯思维多用清热解毒药，如典型代表方剂五味消毒饮，以金银花、蒲公英、紫花地丁、生地、生甘草等药物清热解毒为主治疗。但是对于慢性炎症，也存在着许多中医大夫一听有"炎"字，则往往习惯性地在处方中加入清热解毒药物，以为"炎"即是中医的"毒"。殊不知，实际上患慢性炎症的患者往往多数存在阳气不足，无力伐邪，也就是说人体修补、恢复功能不足的客观情况，此时，若一味清热解毒，则邪不去而真元愈伤，反而助邪，导致药到病不除的情况发生。在此问题上，许老有独到的认识，认为治疗慢性盆腔炎，在辨病的基础上，仔细辨证最为要务，而不是一味地清热解毒。只有对症下药，慢性炎症才能迎刃而解，取得显著疗效。

许老认为，盆腔炎多为经期、产后或盆腔手术后调摄不当，气血失调，不慎感染湿热邪毒，热入血室，瘀阻冲任引起。根据不同的临床表现可分为急性与慢性两种。急性盆腔炎中医辨证为冲任瘀热证，治以清热解毒利湿、理气活血通络为主，药用柴胡、枳实、赤芍、甘草、连翘、蒲公英、白花蛇舌草、牡丹皮、桃仁、红花、土茯苓等。如有包块加三棱、莪术，痛甚加血竭，带下量多加黄柏、萆薢。急性炎症的治疗确实需要考虑"炎"及"毒"的存在。而慢性盆腔炎则不然，其发生及其病机需要更细微的认识和思考。慢性盆腔炎的发生，多由于患者宫腔手术后病菌上行感染，治疗不及时或不彻底所致。疼痛症状为主要临床表现，如下腹疼痛、腰骶疼痛、痛经等，妇科检查则往往发现宫体固定或触痛、附件增粗或厚且触痛，甚至形成盆腔包块（癥瘕）。

中医虽无慢性盆腔炎病名记载，但在"妇人腹痛""痛经""带下""癥瘕"等病证中多有论述。其病机，细究起来应该考虑如下：女性胞宫、胞脉等重要脏器位于人体下焦，冲、任、督、带通过经脉与五脏六腑相联系，以获取精微营养，借以完成胞宫、胞脉孕育功能活动。当病邪经阴户侵袭并壅遏于胞宫、胞脉时，势必使胞脉之气血运行受阻，进而瘀滞不通，最终导致"瘀血"的产生，"不通则痛"，发为痛证这一主要证候。瘀血一方面是病理产物，另一方面也是导致慢性盆腔炎下腹疼痛诸症发生的重要发病机制。

综观慢性盆腔炎的临床表现，除了气血运行受阻，不通或不畅而导致小腹、少腹等冲任经脉循行部位的疼痛外，还可有冲任脉之重要功能失调的表现，如月经不调、婚久不孕，甚则异位妊娠等。从现代解剖学来看，女性盆腔内二至三条静脉伴随一条同名动脉循行，大静脉干之间有较大的吻合支，形成众多静脉丛，且生殖系统的静脉丛又与旁脉、直肠二系统的静脉丛相通。这种丰富、复杂的循环特点是盆腔器官完成其功能所必备的结构基础，同时也为盆腔"瘀血"的形成提供了病理条件，尤其当盆腔感染发生时，盆腔组织充血水肿，盆腔静脉运行更加缓慢，最终导致瘀滞的产生。有相当多的中医药研究提示，盆腔炎患者存在不同程度的血液流变学改变，即血液处于浓、黏、滞、凝的状态。所以，无论是运用中医理论对本病的发生与发展所做出的病机分析，还是根据西医学生理病理的研究，"瘀血阻滞冲任胞脉"都是慢性盆腔炎的重要中医病机。此时的"毒"则退居到次要甚至不存在的地位。

（三）辨证论治是治疗慢性盆腔炎的根本

既然慢性盆腔炎以瘀血阻滞冲任为根本病机，那么"血实者宜决之"，故化瘀祛滞、消除冲任胞脉气血运行的阻碍便应该是治疗本病所必须始终遵循的基本法则。但许老认为，血属阴，赖气推动，故应用温热药有助于推动血液运行，消散瘀血。也有相当多的中药药理研究显示，以温经活血化瘀药为主药的方剂治疗慢性盆腔炎的疗效优于对照组。在确立了温经活血化瘀在本证治疗中"主则"的地位后，临床如何实施温经化瘀法，则又为一大关键。许老认为应遵循中医辨证施治的理论，依据患者病程之长短久暂、体质之虚实强弱、所感病邪之寒热盛衰，相应地在温化瘀血基础上运用理气、祛湿、益气、养血，或者佐以清热等法，使遭到破坏的生理功能得以恢复，最终恢复"阴平阳秘"的生理状态。因此，慢性盆腔炎既不是单纯的"解毒"，也不是简单的"活血化瘀"的问题。此时，临证以抓主症作为最重要的办法：若临床见到下腹胀痛为主，大便干燥，妇科检查未扪及明显包块，则以理气活血温通为主，用四逆散加当归、丹参；如见到下腹疼痛，腰骶部疼痛，妇科检查扪及包块，则以活血消癥散结为主，用桂枝茯苓丸加三棱、莪术等；如见到下腹部钝痛，白带多、色黄，则以祛湿活血为主，用薏苡附子败酱散加味；如见到下腹部隐痛，腰酸软，疲乏无力，则益气养血活血，用小建中汤加味。在治疗过程中，许老坚决主张慢性炎症慎用凉药，以防伤及肠胃，但如患者确伴有低热，腹痛较为严重，妇科检查压痛明显，可于处方中适当增加1~2味清热解毒药物，但应中病即止，而不宜长期服用。

（四）慢性盆腔炎需要综合治疗

慢性盆腔炎往往由于病程较长，反复发作，缠绵难愈，使临床表现呈现寒热错杂、虚实夹杂等复杂情况，治疗需要较长的时间，至少3个月为一个疗程。临床上如果只采取单一的口服疗法，效果往往不佳，并且还可能因长期口服活血化瘀药物导致脾胃受损。因此，治疗手段上，许老主张采用综合疗法，多途径给中药，即辨证与辨病确立中药口服处方，同时非经期配合中药灌肠、中药外敷和中药静脉输液。灌肠、外敷药则采用气味俱厚、温经通络之丹参、透骨草、乳香、没药、红花、皂角刺、桂枝等温通散结，活血化瘀，软化粘连之组织，从直肠局部、腹壁等多途径使药物渗透，既能直达病所，又能避免长期口服活血中药对脾胃的损伤。辅以静脉点滴丹参注射液可改善全身微循环，则更有利于瘀血的消散和吸收。

（五）典型验案

验案1 赵某，女性，28岁。

初诊：1998年2月26日。

[主诉] 小腹疼痛2年。

[现病史] 2年前人工流产后开始出现小腹部疼痛，腰困，体倦乏力，白带量多、色黄，经期小腹疼痛加重，月经周期尚正常，但血块多，色暗。妇科检查：左侧附件明显增厚、压痛。诊断为盆腔炎，经用抗生素和中药治疗，效果不明显。2年来未怀孕。近日因劳累腹痛加重，伴有低热（体温37.2℃~37.9℃），尿频，尿黄。舌质暗，苔薄，脉沉细。血常规：白细胞17×10^9/L，盆腔B超示：盆腔炎。末次月经为2月18日。

[西医诊断] ①慢性盆腔炎；②继发性不孕症。

[中医诊断] ①妇人腹痛；②断绪。

[辨证] 冲任瘀血。

[治则] 温经散结，活血化瘀，佐以清热解毒。

[处方] 桂枝茯苓丸加减。

桂枝、桃仁、牡丹皮、香附、莪术各10g，赤芍、蒲公英、白花蛇舌草各15g，丹参、生黄芪各30g，茯苓20g，三七粉（冲）3g。7剂，每天1剂，水煎服并用中药外敷及灌肠，每天1次。另用丹参注射液20ml加5%葡萄糖250ml静脉滴注，每天1次。

[治疗结果] 治疗1周后，腹痛消失，体温正常，小便转清，仍腰困。上方加菟丝子30g，续服7剂，诸症大减，腰困好转。上方去蒲公英、白花蛇舌草，加鹿角霜10g，又服7剂。3月18日行经时无腹痛，血块减少，经色正常。后以上方加减服用1个月，患者怀孕。

按语：患者病起于人工流产后，冲任气血受损，运行无力，导致冲任气滞血瘀，不通则痛，故而出现下腹疼痛，痛经，经血有血块，附件增厚、压痛。病程日久，气血更虚，故而出现腰困、体倦乏力、白带量多等。冲任瘀阻，导致两精难以相搏，故而不孕。因疼痛症状较重，附件增厚明显，故而采用桂枝茯苓丸加三棱、莪术等破血药物，佐以清热药物，配合益气之黄芪，止痛之三七，药物与症状丝丝紧扣，故腹痛渐平。腹痛缓解后，则用菟丝子、鹿角霜等补肾调冲任善后，最终患者症状消失而怀孕。

验案 2 孙某某，女性，31 岁。

初诊：2004 年 9 月 10 日。

[主诉] 反复发作下腹疼痛 2 年，加重 5 天。

[现病史] 患者下腹疼痛反复发作 1 年，经治疗有所好转。5 天前劳累后出现下腹部胀痛加重，不伴发热，未曾服药，腹痛仍间断性发作，偶腰痛，白带多，色黄，腹痛未向其他部位放射，不伴恶心呕吐，无腹泻，腹胀痛，不伴白带增多，腰骶部无不适，无发热，月经规则，无明显痛经，饮食正常，大小便正常。患者 1995 年行人流术后，一直工具避孕，近 1 年未避孕也未怀孕，配偶未查精液常规，患者今年 8 月份查双侧输卵管通而不畅。舌质暗，苔薄白，脉细。

[查体] 一般情况可，体温 36.4℃，血压 90/60mmHg，胸腹查体无明显阳性体征。妇科检查：阴道分泌物不多，清洁度Ⅰ度，未见滴虫、霉菌。宫颈中度糜烂。子宫前位，常大，质中，活动可。右侧附件略增厚，压痛（+），左侧（－）。盆腔 B 超发现子宫后壁小肌瘤（2.1cm）。

[西医诊断] ①慢性盆腔炎；②继发性不孕；③宫颈炎；④子宫肌瘤。

[中医诊断] ①妇人腹痛；②断绪；③癥瘕。

[辨证] 气滞血瘀。

[治则] 理气活血，化瘀止痛。

[处方] 四逆散加味。

柴胡 10g，枳实 10g，赤芍 10g，甘草 10g，穿山甲 10g，丹参 30g，生黄芪 30g，水蛭 10g，三七粉 3g（冲）。7 剂，每天 1 剂，水煎服并用中药外敷及灌肠，每天 1 次。另用丹参注射液 20ml 加 5% 葡萄糖 500ml 静脉滴注，每天 1 次。经期停用。

[治疗结果] 上方加减治疗 3 个月后腹痛减轻，因停经 40 天，查早孕(+)，遂停药，12 周后经盆腔 B 超证实为宫内活胎而转产科。

按语：患者"下腹疼痛 1 年，加重 5 天"，中医诊断为"妇人腹痛"。患者病起于人工流产后，损伤气血，导致冲任气血运行乏力，蓄血留瘀；气滞血瘀，结于冲任，不通则痛。下腹胀痛、舌质暗均为气滞血瘀之象，冲任胞脉瘀阻，两精难以相搏故不孕。瘀血结聚下焦胞宫，形成癥瘕，瘀血日久，损伤气血，导致脉细。纵观脉症，病位在冲任胞脉，病性偏实，证属气滞血瘀，故治疗拟用理气活血，化瘀止痛，佐以扶正药物，其中水蛭为虫类药物，对于体内顽固瘀血作用明确，全方由于药专力宏，其效显无疑。

验案3 胡某某，女，63岁。

初诊：2004年8月20日。

[主诉] 下腹疼痛10余年，加重2年。

[现病史] 患者10余年前出现下腹部疼痛，遂到东直门医院就诊，诊断为"盆腔炎"，行中西药物治疗，症状缓解。但仍有间断性下腹部疼痛发作。近2年来，下腹部疼痛发作加重，服用中西药物后不能缓解，走路、劳累后下腹痛加重，今年在东方医院住院，行灌肠治疗后症状改善不明显。刻下症：下腹胀痛，拒按，腰骶部无明显疼痛，白带不多，饮食正常，睡眠欠佳，大小便正常。舌质暗，苔薄白，脉沉细。

[月经婚育史] 月经14岁初潮，5~7天/30天，量不多，色暗，痛经(±)。53岁绝经。30岁结婚，配偶年长3岁，体健。性生活正常，否认性病史。孕0产0。未避孕一直未怀孕。

[查体] 一般情况可，下腹部平软，轻度压痛，无反跳痛。妇科检查：外阴、阴道萎缩，阴道分泌物不多，清洁度Ⅱ度，未见滴虫、霉菌。宫颈萎缩，光。子宫后位，萎缩，质中，活动可。双侧附件呈索条状，压痛（±）。

[西医诊断] ①慢性盆腔炎；②绝经后期。

[中医诊断] ①妇人腹痛；②绝经后。

[辨证] 肾虚血瘀。

[治则] 益肾活血。

[处方]

①内服方：桂枝10g，茯苓10g，牡丹皮10g，桃仁10g，赤芍10g，蒲公英20g，生黄芪30g，三七粉3g，川断30g。5剂。

②灌肠方：三棱20g，莪术20g，蒲公英30g，皂角刺30g，赤芍30g，细辛3g，生甘草10g，鹿角霜20g，大黄5g，川椒目20g。5剂。每晚临睡前灌200ml，保留至次晨。

③热敷：上灌肠方药渣热敷腹部30分钟。

二诊：2004年8月25日。患者下腹胀痛，走路后明显加重，腰骶部无明显疼痛，白带不多，饮食可，二便正常。舌淡红，脉沉细。继续中药综合治疗。许老指示口服中药加强活血药物，去川断，加水蛭 10g。

［处方］桂枝 10g，茯苓 10g，牡丹皮 10g，桃仁 10g，赤芍 10g，蒲公英 20g，生黄芪 30g，三七粉 3g（冲），水蛭 10g。7 剂。

三诊：2004 年 9 月 2 日。患者下腹胀痛缓解，偶有腰骶部疼痛，白带不多，饮食可，二便正常，夜间睡眠可。舌淡红，脉弦滑有力。许老查房指示：患者腹痛症状已缓解，可嘱其适当活动，继续口服中药，行中药灌肠、热敷治疗。

［处方］桂枝 10g，茯苓 10g，牡丹皮 10g，桃仁 10g，赤芍 10g，蒲公英 20g，生黄芪 30g，三七粉 3g（冲），水蛭 10g。7 剂。

四诊：2004 年 9 月 10 日。患者昨日灌肠后出现下腹胀痛，排气、排便后有所缓解，白带不多。饮食可，二便正常，夜间睡眠可。舌淡红，脉弦滑有力。许老查房指示：患者灌肠后腹痛可能与灌入少量空气导致肠胀气有关，可继续灌肠，嘱患者注意方法。加用乌药 10g、当归 10g 以理气活血止痛。

［处方］

①口服方：桂枝 10g，茯苓 10g，牡丹皮 10g，桃仁 10g，赤芍 10g，蒲公英 20g，生黄芪 30g，三七粉 3g（冲），乌药 10g，当归 10g，水蛭 10g。

②灌肠方：同上。

［治疗结果］此后 1 个月患者自行续服用上方后腹痛基本消失。

按语：患者以"下腹疼痛 10 余年，加重 2 年"为主症，中医诊断为"妇人腹痛"，患者年过七七，肾气渐亏，胞宫胞脉失养，湿热外邪乘虚入侵，气血运行不畅，蓄血留瘀，不通则痛，故下腹胀。脉沉细数为肾气不足之象，舌亦为肾虚血瘀之象。纵观脉症，病位在冲任胞脉，病性目前以虚实夹杂为主，证属肾虚血瘀。

患者因病程较久，年龄又偏大，故在桂枝茯苓丸中加用水蛭散血中之顽固瘀血，配合灌肠、热敷等多种途径治疗，则效彰无疑。

临证思辨特点

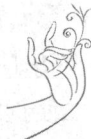

第一节　不孕症

不孕症不是一个独立的疾病，而是许多妇科疾病，或是全身性疾病所表现出来的一个症状。针对引起不孕最常见的原因，即输卵管阻塞、排卵障碍性及免疫性三方面，许老进行了数十年的研究与探索，形成了自己独特的治疗体系。分述如下。

一、输卵管阻塞性不孕症（气滞血瘀证）

【诊病要点】习惯运用的诊法是问诊及望诊。问诊首先主要询问是原发性还是继发性不孕症。若为原发性，要询问有无结核病史；若为继发性，要询问有无流产史、宫腔操作史、异位妊娠史、盆腔炎病史。其次要重点询问输卵管检查的结果，是通而不畅，还是不通，有无积水，输卵管有无串珠样改变等，这对于判断治疗结果与预后非常重要，是许老临证必究项目。再有就是询问月经情况、伴随症状及妇科检查情况。望诊主要包括望患者的精神状态、形体的胖瘦、舌苔的变化。

【辨证思路】许老认为中医学虽无输卵管阻塞不通的病名，但参照西医学对输卵管阻塞的病理表现和临床症状、体征的诊断，可以看出这与中医学中的"瘀血病证"极为相似。即输卵管阻塞的病理机制是瘀血内停，留滞于胞脉，胞脉闭阻不通，两精难以相遇，而致不孕。

因为导致输卵管阻塞的病因不同（即有炎性、结核性、子宫内膜异位症等之分），输卵管局部的病变表现及病变程度亦不尽相同，因此，局部辨病在本病的诊断与治疗上，就显得尤为重要。许老最先提出局部辨病和全身辨证相结合的双重诊断方法。所谓局部辨病，就是将输卵管的炎性阻塞，归结于瘀血内阻胞脉，结核性阻塞则由于局部有钙化灶及瘢痕组织形成，而辨为瘀血阻于胞脉的重症，输卵管积水的形成多由于瘀血内停，影响了胞脉气机的疏通，津液的布散，积为水湿，停留局部而形成水肿积水，导致瘀湿互结于胞脉，而子宫内膜异位症可造成输卵管周围组织的粘连、包块形成，影响输卵管的蠕动和拾卵功能等，表现为血瘀证。局部辨病就是辨清其病因，有针对性地选择抗炎性渗出、抗结核、消除积水及消癥散结、减轻粘连的药物，使治疗更有的放矢，疗效更加满意。全身辨证是在局部辨病的基础上，结合患者的病史、发病诱因、全身症状、舌象及脉象进行辨证分型，并随型加减。

【治则治法】理气活血，祛瘀通络。由于本病属气滞血瘀，胞脉闭阻，故理气活血以散胞脉瘀滞，祛瘀通络以畅胞脉闭阻。

【处方用药】选用四逆散加味方。输卵管位于少腹，为肝经所过，且不孕症患者因久不受孕多表现为心情郁闷，情志不舒，故选用四逆散疏肝理气，寻经用药，为治疗输卵管阻塞独到之处。组成：柴胡10g，枳实10g，赤芍10g，生甘草10g，丹参30g，穿山甲10g，三七粉3g，生黄芪20g。方中柴胡、枳实疏肝解郁、调达气机，行气而散瘀结，赤芍主入肝经，善走血分，有活血散瘀之功，甘草"能行足厥阴、阳明二经污浊之血，消肿导毒"，加养血活血的丹参，既助赤芍活血散瘀，又防理气活血太过耗伤阴血，祛瘀而不伤正。加穿山甲入肝经，善于走窜，性专行散，既可引药上行，入血脉达病所，又可助上药散瘀滞，通畅胞脉的闭阻。三七粉化瘀止痛，生黄芪补虚扶正。全方配伍合理，有攻有补，有散有通，全身调整与局部治疗相结合，治病与善后相结合，靶向明确，针对性强，因而疗效明显。

【独特疗法】住院患者须采用中药口服、灌肠、热敷、离子导入及丹参静脉滴注等综合治疗。同时在治疗输卵管同时，根据患者的体质、月经情况、基础体温的变化情况，适当加用补肾、健脾、破瘀等，攻补兼施，获得满意的疗效。

验案 吴某，女，已婚，31岁。

初诊：2005 年 8 月 1 日。

[主诉] 药流术后 4 年，未避孕亦未怀孕 1 年。

[现病史] 患者 2000 年结婚，夫妇同居，性生活正常，婚后曾怀孕 2 次，人流 1 次，药流 1 次，最后一次药流是 2001 年。术后恢复良好，无不适反应。近 1 年未避孕亦未怀孕。配偶未行精液常规检查。患者自测基础体温，呈不典型双相，今年 8 月行子宫输卵管通液检查示双侧输卵管不通。平时患者无不适主诉，食纳、二便正常。舌质黯，苔薄白，脉沉细。

[月经婚育史] 月经 13 岁初潮，周期规律，3 天/26~30 天，量少，色黯红，无血块，无痛经。末次月经为 2005 年 7 月 22 日。28 岁结婚，配偶体健。性生活正常，否认性病史。孕 2 产 0，药流 1 次，人流 1 次。

患者药流、人流各 1 次，损伤冲任胞脉，致使肾气虚弱，久虚而致气血运行不畅。瘀血阻于冲任胞络，导致胞脉闭阻，两精不能相合，而难以成孕。经本于肾，肾虚，血海不足，故月经量少。纵观舌脉，病属虚实夹杂。

[诊断] ①断绪（继发不孕——双侧输卵管不通）；②月经过少。

[辨证] 气滞血瘀，兼有肾虚。

[治则] 理气活血，祛瘀通络，兼补肾气。

[处方] 柴胡 10g，枳实 15g，赤芍 15g，甘草 10g，路路通 10g，穿山甲 10g，丹参 30g，水蛭 10g，䗪虫 10g，三七粉 3g（分冲），生黄芪 30g，蜈蚣 5 条。水煎服，每日 1 剂。

同时辅以中药灌肠、热敷、离子导入、丹参静脉滴注综合治疗，并嘱中午加用强肾片，以补肾调经。

复诊：服上方后，患者无不适主诉，效不更方，继续以上方案治疗 3 个月经周期，患者于同年 11 月行输卵管碘油造影示右侧通畅，左侧通而不畅。

随访：2005 年 12 月诊断为宫内妊娠，胎儿发育正常。

按语：该患者为输卵管阻塞性不孕，辨证属于瘀血内停，胞脉闭阻，以理气活血、祛瘀通络为治疗大法。以四逆散加味方为主方，方中用柴胡、枳实、赤芍理气活血，同时加用活血祛瘀通络之品，如蜈蚣、水蛭、丹参、穿山甲等。配强肾片补肾调经。经活血通络，兼补肾气治疗后，则瘀祛络通，肾气充实，冲任调达，两精相合，终获胎孕。

二、排卵障碍性不孕症（肝肾不足，冲任失充证）

【诊病要点】临证首先主要详细询问患者的月经情况，包括月经初潮的时间、月经的周期、经量、带经期是否正常。特别是必问患者有无在月经来潮12小时内取过子宫内膜，是否监测过卵泡的发育，查看基础体温的变化曲线图。其次通过望患者的形体是否肥胖、有无多毛、痤疮来诊断该病证。

【辨证思路】排卵障碍是导致女性不孕症的主要原因。西医学认为是因为下丘脑—垂体—卵巢生殖轴的功能失调所致。许老认为生殖轴与中医的"肾气盛—天癸至—任通冲盛—月事来潮—受精妊娠"理论相吻合。肾为先天之本，主人体的生殖发育。肾精的充盈是卵子生长的物质基础，肾气的充盛是卵子发育成熟的必备条件。若患者屡经引产、流产，或房劳过度等，均可损伤肾之精气，致使冲任虚损，不能摄精成孕。因此，许老将排卵障碍性不孕症归属于中医肾虚的范畴。此外，许老还依据西医的检查结果，并结合患者的具体情况，辨其兼证，随证加减用药。如西医检查诊为多囊卵巢综合征，而患者表现为肥胖、闭经、多毛、带下量多、苔腻者，辨证多属于肾虚痰湿；西医检查诊为卵巢功能低下、子宫发育不良者，辨证多属于肝肾精血亏损；西医检查诊为黄体功能不足者，辨证多属于肾阳虚弱；西医诊为高泌乳素血症者，辨证多属于肾虚肝郁。

【治则治法】滋补肝肾，养血调经。因月经刚净，血海空虚，故月经前半期以滋补肝肾精血为主，而月经后半期属阴转为阳，阳气充盛的时期，故应加强温补肾阳的作用。

【处方用药】紫河车、鹿角胶为血肉有情之品，可大补肝肾之精，系许老治疗该类病证最喜使用的药物。枸杞子、何首乌滋补肝肾精血，生黄芪健脾益气，以后天补先天，柴胡、当归、白芍养血调肝，香附、益母草理气活血，并可促使滋补之药运化吸收。对于多囊卵巢综合征患者，许老在补肾的基础上，多加用白芥子、制南星、清半夏以温化痰饮，在月经后半期，许老多加用淫羊藿、巴戟天温补肾阳，以提高黄体功能。

验案 李某某，女，已婚，32岁。

初诊：1998年6月8日。

[主诉]流产后近8年未避孕亦未怀孕。

[现病史] 爱人未查精液常规。1997 年 8 月在我院行输卵管通液检查示输卵管通畅。1998 年 3~4 月查基础体温无典型双相，温差小。现感乏力，腰酸。舌淡红，苔白，脉细弱。月经 14 岁初潮，3 天 /27 天，量少，色黯红，无痛经。末次月经为 1998 年 5 月 22 日。

[诊断] 断绪（排卵障碍性不孕症）。

[辨证] 肾虚。

[治则] 补肾养血调冲。

[处方] 紫河车 10g，熟地 10g，枸杞子 20g，何首乌 20g，党参 15g，生黄芪 15g，当归 10g，丹参 30g。水煎服，每日 1 剂。

复诊：服上方 7 剂，患者无不适。现正处月经后半期，观其基础体温高温相不平稳，呈锯齿状，考虑肾阳不足，上方加淫羊藿 10g、巴戟天 10g。加减治疗 2 个月。

随访：1998 年 10 月 11 日查尿妊娠试验（+）。

按语：该患者为排卵障碍性不孕。患者屡经引产、流产，损伤肾精，冲任虚损，不能摄精成孕，而致不孕；血海空虚，故月经量少；肾虚，腰府失养，故腰酸乏力；舌脉均为肾虚之征。许老认为辨证属肾虚，治疗上以补肾为主，善用血肉有情之品。此外注重依据月经的不同时期选择性用药，即在月经前半周期以补肾填精养血为主，后半期以温补肾阳为主。

三、免疫性不孕症（肾虚肝郁证）

【诊病要点】临证首先主问患者有关不孕的检查。若排卵正常，输卵管通畅，必问抗精子抗体的检查结果及配偶的精液检查结果。其次还要询问患者的月经情况。最后通过切脉断定病证的虚与实。

【辨证思路】肾主藏精生髓，奠定生殖基础，与免疫功能密切相关。敏感体质易发生免疫反应。据临床观察，该类患者常无证可辨，仅抗精子抗体阳性。许老则认为该类病证多属肾虚肝郁证。

[治则] 补肾调肝。

[处方] 许老自拟增免方。

柴胡 10g，当归 10g，白芍 10g，菟丝子 30g，山药 15g，枸杞子 20g，何首乌 20g，丹参 30g，巴戟天 10g，制香附 10g，益母草 15g。

验案 蒋某，女，已婚，39岁。

初诊：1998 年 12 月 28 日。

[主诉] 结婚 5 年，未避孕未怀孕 1 年。

[现病史] 男方在外院检查精液各项指标正常。患者今年 9 月行输卵管通液检查示输卵管通畅。测 BBT 为典型双相。今查抗精子抗体（＋）。经前无乳房胀，饮食、二便正常，舌质正常，苔薄，脉沉细。月经 14 岁初潮，6 天 /36 天，量色正常。末次月经为 1998 年 11 月 26 日。孕 0。患者近 1 年未怀孕，排卵及输卵管检查均正常，但抗精子抗体（＋）。诊断为免疫性不孕症。患者无明显不适，舌脉正常。

[中医诊断] 全无子（免疫性不孕）。

[辨证] 肾虚肝郁。

[处方] 柴胡 10g，当归 10g，白芍 10g，菟丝子 30g，山药 15g，枸杞子 20g，何首乌 20g，丹参 30g，巴戟天 10g，制香附 10g，益母草 15g。7 剂，每日 1 剂。

复诊：药后食欲欠佳，腹胀，主要考虑为脾虚失于健运。肾与脾为先后天的关系，肾虚往往可及脾，或因补益药过于滋腻，碍胃所致。上方加党参 10g，生黄芪 30g，砂仁 3g，以兼益气健脾。

随访：增免方加减出入共服药 49 剂，于 1999 年 2 月 8 日查尿妊娠试验（＋）。3 月 17 日盆腔 B 超示宫内早孕，活胎，符合孕周。1999 年 11 月剖宫产一健康女婴。

按语：该患者为免疫性不孕。由于免疫性不孕常常没有明显的临床症状，给临床辨证带来了一定的困难。对于该类患者，许老多舍证从病，结合西医的诊断指标及病变特征，从肝肾着手，给予调补，疗效显著。

小结 许老对不孕症的治疗，采用的是辨病与辨证相结合的双重诊断方法。治疗前，首先要明确不孕症的病因，决定其治疗大法，再结合患者的体质因素、月经情况、临床症状与体征、舌脉等，综合分析，予以加减用药，使其治疗更有针对性，更加个体化，因而疗效显著。如对输卵管阻塞性不孕症的治疗，在全身辨证的基础上，注重局部辨病，并根据局部病变的不同表现，有针对性地选择靶向明确的药物。例如，输卵管炎性增粗，压痛明显者，加用清热解毒、活血散结的龙葵、蒲公英及活血祛瘀、消肿止痛的血竭粉；输卵管积水者，加用活血利水的马鞭草、泽兰；输卵管结核者，加用经现代药理研究证实，对结核杆菌有明显抑制作用的夏枯草、蜈蚣。对排卵障碍性不孕症的治疗，重在补肾，同时结合其西医的病因诊断，或补肾兼祛痰，或补肾兼填精，或补肾兼助阳。对免疫性不孕症的治疗，因临床上常无证可辨，此时许老往往舍证从病，采用补肾调肝法治疗，收效显著。

第二节　月经不调

月经不调是妇科临床最常见的病证，包括中医的闭经、崩漏、经行前后诸证等诸多病证，现将上述三病的思辨特点分述如下。

一、闭经（肾虚精亏证）

【诊病要点】习惯运用的诊法是望诊及问诊。临证先要观察患者的身高和体重，形体是否肥胖、有无多毛，再则必问患者的初潮年龄，重点询问月经的情况，有无带下及伴随症状。

【辨证思路】许老认为无论是原发性还是继发性闭经，均源于肾虚，肾的阴阳平衡失调。若患者表现为初潮迟，神疲腰酸，白带少，子宫小，雌激素水平低则是肾虚精亏证的主要辨证依据。

【治则治法】温补肾阳、滋补肾阴并重，兼以养血调经。

【处方用药】温补肾阳，许老喜用仙茅、淫羊藿、巴戟肉。二仙药性辛温，专壮肾阳，巴戟肉温而不燥，补阳之中又具补阴之性，许老认为三药合用可大补肾阳，有助于促使下丘脑—垂体—卵巢轴功能的恢复。滋补肾阴，许老首选血肉有情之品，如鹿角胶、紫河车补肾填精，以促进子宫发育，枸杞子、沙苑子、山萸肉滋阴补血，佐以当归、赤芍、香附、益母草养血理气调经。

验案　余某某，女，已婚，30 岁。

初诊：1995 年 1 月 6 日。

［主诉］停经 1 年余。

［现病史］患者月经 18 岁初潮，周期 40 天。末次月经为 1993 年 12 月，至

今月经一直未潮，曾在外院查尿妊娠试验为阴性，盆腔B超示子宫偏小，子宫内膜厚8mm，双附件正常。血E2偏低，PR1、T、FSH、1H均在正常范围。曾服中药治疗3个月，仍未行经。现感精神疲惫，腰酸乏力，白带很少，大便偏干，2天1次。

[月经婚育史] 月经18岁初潮，3~4天/40天，量少，色黯，无血块，痛经（-）。孕0。

[中医诊断] 闭经。

[辨证] 肾虚精亏。

[治则] 温肾填精，养血调经。

[处方] 仙茅10g，淫羊藿10g，巴戟肉10g，鹿角胶10g（烊化），紫河车20g，枸杞子20g，沙苑子20g，山萸肉10g，当归30g，白芍15g，香附10g，益母草25g。水煎服，日1剂。

二诊：服药14剂后近日感小腹隐痛，白带增多。舌质正常，脉细略滑。此为药物奏效，月经将至之征兆，当因势利导，故在上方基础上，加大活血通经之力。

[处方] 仙茅10g，淫羊藿10g，巴戟肉10g，紫河车20g，枸杞子20g，川断30g，当归30g，赤芍15g，红花10g，生牛膝10g，香附10g，益母草25g。

三诊：用药3个月后，月经恢复正常。

按语：该患者属继发性闭经，因先天禀赋不足，肾气虚弱，天癸晚至，故初潮晚，冲任不足，血海不能按时满盈，故周期延后，经量少，渐致闭经，肾虚，鼓动无力，故精神疲惫，腰酸乏力，肾精不足，故白带很少，大便偏干，均为冲任虚衰、气血不足之证候。选用血肉有情之品大补肾之精血，同时配合二仙补肾阳，当归、赤芍补血。诸药合用，肾阳振奋，阴精充足，气血调畅而经自渐。

二、崩漏（气虚兼有瘀滞证）

【诊病要点】习惯运用的诊法是望诊及切诊。临证首先观察患者的面色与精神，以判断该患者的失血程度；再则非常重视患者的脉象，如果出血的患者脉象细而无力，预示该患者的出血很快会停止，如果患者的脉象细滑或弦滑，常常预示该患者的出血还会继续。

【辨证思路】许老在辨证时主要依据患者出血时是否伴有小腹的疼痛、脉象是否滑数以辨虚实。若脉象弦滑数有力辨证为血热，脉象细弱无力为气虚。出血时伴少腹隐痛，说明胞宫瘀血尚存，对于崩漏患者，止血仅仅是治疗的第一步，血止后调理善后，使其恢复正常的月经周期才是治疗的最终目的。

【治则治法】气虚者，益气化瘀止血。因出血日久，气随血脱，而见气虚证，气虚血运无力，瘀滞内生，故治疗以益气化瘀止血。血热者，滋阴凉血止血。血止后，还应根据患者的具体情况或补肾调肝，或补肾健脾以治其本，复其旧。

【处方用药】对于出血造成的气血不足，许老喜用党参，既补气，又补血；用少量当归，使其引血归经；用三七粉化瘀止血；用山萸肉、龟甲收敛止血；用川断补肾活血；用益母草活血祛瘀。另外，许老还认为益母草具有促进子宫收缩的作用，可以止血，故对于妇产科的各种出血病证常常用之。

验案 马某，女，已婚，20 岁。

初诊：1998 年 7 月 20 日。

[主诉]子宫不正常出血 1 个月余。

[现病史]患者近 5 年月经周期紊乱，带经期延长。1996 年诊断性刮宫病理显示子宫内膜增生过长。曾先后 4 次做人工周期，用药时月经正常，停药则反复。6 月 10 日至 7 月 13 日阴道出血 1 个月，7 月 18 日阴道又有少量出血，伴少腹隐痛，活动多后感气短乏力，食纳可，大便调。舌质黯淡，苔薄，脉弦滑无力。

[中医诊断]崩漏（功能失调性子宫出血）。

[辨证]气虚血瘀。该患者初诊时阴道已淋漓出血 1 个月，伴少腹隐痛，说明胞宫瘀血尚存，但活动多后感气短乏力，脉象弦滑无力，说明出血日久，已见气虚，故以益气化瘀止血法治疗。

[治则]益气化瘀止血。

[处方]党参 30g，当归 6g，三七粉 3g（分冲），山萸肉 10g，龟甲 10g，川断 30g，益母草 30g。水煎服，日 1 剂。

复诊：药后 2 天阴道出血停止，现感轻度腰酸，白带稍多。脉弦滑细。因出血干净，应改以补肾调肝法，调整卵巢功能，恢复排卵。

[处方]紫河车 10g，山萸肉 10g，女贞子 20g，川断 30g，柴胡 10g，当

归 10g，白芍 10g，制香附 10g。

随访：共治疗 3 个月左右，患者排卵恢复，基础体温呈典型双相。先后于 1999 年 3 月及 1999 年 6 月 2 次怀孕，因属计划外妊娠，均做人工流产术。

按语：该患者为功能失调性子宫出血。初诊时阴道已淋漓出血 1 个月，伴少腹隐痛，说明胞宫瘀血尚存，但其脉象弦滑无力，说明出血日久已见气虚，故以益气化瘀止血法治疗。服药后 2 天血止，脉弦滑细。下一步当补肾调经，调整卵巢功能，达到恢复排卵的目的，故以紫河车、山萸肉、女贞子、川断补益肝肾，以调经之本，柴胡、当归、白芍疏肝养血，制香附疏肝理气。肾虚得补，肝郁得调，则月经得以恢复正常。

三、经行头痛（肝火上扰，湿浊中阻证）

【诊病要点】习惯运用的诊法是望诊及问诊。临证首先观察患者的情志与面色，以判断该患者有无肝郁及肝火；再望患者的舌象，以诊断有无湿邪或瘀滞内停；还要重视问诊，主要询问头痛发生的时间、头痛的性质及伴随的症状，以辨虚实。

【辨证思路】许老认为经行头痛临床以肝郁化火证为多。这是因为肝体阴而用阳，妇女的经、孕、产、乳均以血为本，以血为用，故机体常处于阴血不足、气相对有余的状态中。若平素肝气不舒，郁而化热，加之经前阴血下注冲任，肝脏失柔，肝阳上亢，与肝经郁火合而致病，上扰清窍，则出现经前头痛、头晕。

【治则治法】清肝火，化湿浊。因为肝郁化火，常克脾胃，脾失健运，湿浊内生，而致恶心呕吐，故经行头痛伴恶心、呕吐者选用此法。

【处方用药】对于肝火旺引起的经行头痛，许老善用夏枯草、菊花、钩藤清肝火，利清窍，用生薏苡仁、白蔻、佩兰调和脾胃，化湿祛浊，赤芍、生牛膝凉血活血，川芎活血行气，止头痛。乌梢蛇、金钱白花蛇为许老治疗经行头痛的常用药，二药均入肝经，有良好的祛风通络止痛之功，在辨证用药的基础上，加用二蛇则疗效更佳。

验案　么某，女，已婚，36 岁。

初诊：1988 年 9 月 12 日。

［主诉］经前头痛、头晕 10 年。

　　[现病史]近10年患者每逢经前10天左右即出现头痛、头晕，甚则伴有恶心、呕吐。待月经来潮后，头痛、头晕可逐渐自行缓解。曾间断服用中药治疗，效果不显。患者平素性情急躁，喜叹息，常感胸胁胀满不适，睡眠多梦，食纳一般，大便不成形，每日1次。舌质红，少苔，脉弦细。

　　[诊断]经行头痛（经前期综合征）。

　　[辨证]肝火上扰，湿浊中阻证。患者平素肝气不舒，郁而化热，故性情急躁，加之经前阴血下注冲任，肝脏失柔，肝阳上亢，与肝经郁火合而致病，上扰清窍，则经前头痛、头晕。肝木横克脾胃，胃失和降，则伴见恶心呕吐，脾失健运，则大便溏薄。

　　[治则]清肝火，化湿浊。

　　[处方]夏枯草10g，菊花10g，钩藤10g，赤芍10g，川芎12g，生牛膝10g，生薏苡仁20g，白蔻5g，佩兰10g，乌梢蛇30g，金钱白花蛇1具。水煎服，日1剂。

　　二诊：服完14剂，正值经行，经前头痛、头晕明显减轻，稍有些恶心，但未吐，很快缓解。

　　三诊：嘱患者每值月经前10天服用上方至月经来潮，共服用3个月经周期。

　　随诊：按上方连用3个月经周期，痊愈。

　　按语：本案为经行头痛病，辨证属于肝火上扰，兼有湿浊中阻。方中乌梢蛇、金钱白花蛇为许老治疗经行头痛的常用药，二药虽为治标药，但在辨证用药的基础上选用，可迅速改善患者的头痛症状，无疑增加了患者的依从性，体现了中药标本兼治的特色。

　　小结　许老对于月经病的治疗重在调补肝肾。闭经的患者注重观察患者的形体是否肥胖，以判断有无夹杂痰湿之邪；注重询问初潮年龄，以判断先天肾气有无不足；询问有无白带，雌激素水平是否低落，以判断精血是否大亏。治疗上重在肾之阴阳双补，补阳喜用二仙，补阴善用血肉有情之品。崩漏的患者，在出血期间的辨证重在切脉，常常舍证从脉。脉象细滑或弦滑辨以血热，以凉血止血为主；脉象细弱辨以气虚，以益气收敛止血为主；兼有瘀滞，脉象细滑无力者，以益气化瘀止血为主。在血止后，当以补肾调冲治本，促进月经周期恢复正常。

第三节　其他

一、子宫内膜异位症、子宫腺肌病（气滞血瘀证）

子宫内膜异位症、子宫腺肌病是妇科常见病、多发病，亦是疑难病之一。中医药对子宫内膜异位症的治疗近年来已有长足进展，从单纯以血瘀立论到注重肾在本病发生发展中的作用，从单一的活血，到补肾活血、清热活血、痰瘀分消、通腑活血，从辨证论治到周期治疗、中西医结合治疗、综合治疗等等，使该病疗效获得显著提高。但由于本病疗程较长，攻伐药物久用易损伤正气，常使患者难以坚持治疗或反使病情加重，这是中医治疗中普遍存在的问题。在这一点上，许老的治疗方法值得借鉴。

许老治疗子宫内膜异位症虽以活血化瘀法贯穿始终，但他活血不忘扶正，并根据患者的年龄、体质、月经、症状及内膜异位的不同部位，因人而异，选方用药，避免了一味攻伐所带来的不良反应。

对于体质好、月经规律、以腹痛为主的患者，他以活血化瘀止痛为主，但在大队活血化瘀药中必加补气扶正之品，以减轻久用攻伐药物而耗伤气血的作用。他认为气愈虚则血愈滞，一味攻伐反而欲速不达。临床常选用生黄芪补气行滞，并能提高自身抗病能力。

对于月经提前、量多、形体消瘦的患者，许老一般以消瘰丸加味，他认为此方清热止血，软坚散结，可抑制子宫内膜生长，调整月经，减少出血，并软化结节。若患者体胖，虚寒体质，许老则选用桂枝茯苓丸温通化瘀，再加三棱、莪术增强活血化瘀作用。

对于卵巢巧克力囊肿患者，许老一般在上述辨证基础上加王不留行、穿山甲、路路通等活血通透之品。

若患者年龄接近绝经，许老则以知柏地黄丸与上几方合用，他认为知柏地黄丸能抑制卵巢功能，促进早日绝经。

下面将许老治疗癥瘕的几个常用代表方的临床思辨特点分述如下。

（一）消瘰丸加味

【诊病要点】许老习惯运用的诊法是问诊，并参考妇科检查及盆腔 B 超结果，临证重在询问月经的色、量、质及痛经的程度。同时，还注重患者的精神、面色及舌脉。

【辨证思路】癥瘕辨证多属于气滞血瘀，若伴月经量多或经期延长者，常可因气随血脱，而兼有气虚证。同时气虚，血行无力，又可加重瘀滞，故许老认为癥瘕一病，属虚实夹杂证，辨清孰重孰轻是关键。

【治则治法】理气活血，软坚散结，兼以益气。

【处方用药】许老喜用元参、大贝母、生牡蛎软坚散结，善用昆布、海藻，配三棱、莪术理气破瘀，加用生芪益气扶正，加用三七粉化瘀止血，以治经量过多或经期延长。

验案 乔某某，女，已婚，40 岁。

初诊：1999 年 9 月 3 日。

[主诉]患者月经后左下腹痛 3 年。

[现病史]既往月经规律，无痛经。近 3 年每值经后左下腹痛较甚，需服止痛药。1998 年 12 月 B 超示子宫腺肌病，子宫内膜息肉。既往月经规律，量色正常，无痛经。近 3 年痛经，程度逐渐加重，经血量多，经期长，末次月经为 1999 年 8 月 19 日，经期 10 天。现左下腹痛明显，饮食正常，大便不畅。妇科检查子宫增大，质地较硬，活动较差。舌质黯，脉细。

[诊断]癥瘕（子宫腺肌病）。

[辨证]气滞血瘀。瘀血阻滞，新血不得归经，故经期延长，量多；经后腹痛明显、脉细均为气虚血瘀之征。

[治则]理气活血、软坚散结为主，兼以益气。

[处方]消瘰丸加味。

元参 10g，大贝母 10g，生牡蛎 30g，昆布 10g，海藻 10g，三棱 10g，莪术 10g，生芪 30g，三七粉 3g（分冲）。水煎服，日 1 剂。

复诊：服药 7 剂，下腹痛明显减轻。患者述腰酸，下肢无力，大便两日未解，加熟军、丹参，既可加强活血作用，又可通便，一举两得。

本案以一诊主方加减治疗共 4 个月，腹痛程度及疼痛时间较治疗前改善，月经量、色正常。

按语：本案为子宫腺肌病，中医诊断为癥瘕，证属气滞血瘀。患者月经量多、经期延长，许老以消瘰丸加味治疗，效果很好。

（二）桂枝茯苓丸加味

【诊病要点】习惯运用的诊法是问诊，并参考妇科检查及B超结果，临证必询问月经的情况和有无痛经。若有痛经，重点询问痛经发生的时间、疼痛的性质、部位及伴随症状。

【辨证思路】以验案为例，患者经行腹痛，渐进加重，B超提示为子宫腺肌病。中医诊断为癥瘕，辨证属于气滞血瘀证。因目前以小腹疼痛为主，故治疗当急则治其标，先用活血止痛的抵当汤加味。当患者腹痛改善后，癥瘕则成为治疗的主攻疾病。由于癥瘕不仅是血瘀为患，往往还夹有痰湿瘀滞，故治疗上除了活血化瘀，更应加强软坚散结之力。

【治则治法】理气化瘀，软坚散结。

【处方用药】桂枝茯苓丸是许老喜用的方剂，特别是痰湿较盛的癥瘕患者，多选用；若兼血瘀较盛者，常加用三棱、莪术；若兼盆腔粘连，常配合威灵仙、皂角刺。

验案 陈某，女，已婚，30岁。

初诊：2005年6月10日。

［主诉］患者经行腹痛6年，进行性加重。

［现病史］患者月经13岁初潮，无明显痛经。近6年来无明显诱因出现经行腹痛，并且逐渐加重，需要服用止痛药物治疗。到协和医院就诊，B超检查后诊断为子宫腺肌病。患者近3年月经不规则，5~15天/30天~3个月，经量多，有大血块，痛经（+++），需注射盐酸曲马多镇痛。平时下腹隐痛时作时止，白带正常，腰部时有酸痛，饮食正常，大便干。舌质紫黯，舌苔薄白，脉弦。

［诊断］痛经；癥瘕（子宫腺肌病）。

［辨证］患者为育龄期女性，平时性情急躁，肝气郁滞，胞宫胞脉气滞则易致血瘀，胞脉不通则痛，导致经行腹痛明显。胞宫蓄血留瘀日久则成癥瘕。舌脉亦为气滞血瘀之象。纵观脉症，病位在冲任胞宫胞脉，病性属实，证属

气滞血瘀。

[治则]理气活血，化瘀止痛。

[处方]抵当汤加味。

桂枝15g，桃仁10g，䗪虫10g，水蛭10g，虻虫10g，当归20g，刘寄奴15g，鬼箭羽10g。水煎服，日1剂。

复诊：服药7剂，下腹痛明显减轻。患者腹痛渐平，癥瘕成为主要矛盾，上方加软坚散结药物治疗癥瘕。

[处方]桂枝10g，茯苓10g，丹参30g，水蛭10g，莪术10g，䗪虫10g，生黄芪30g，桃仁10g，生牡蛎30g，三七粉3g（分冲），昆布10g。

经治3个月余，腹痛渐平，患者复查盆腔B超示子宫较前略缩小，月经第一次复潮有轻度腹痛，能忍受，无须服用止痛药。

按语：本案体现中医治病求本、因病情变化而处方选药的原则。

（三）知柏地黄丸加味

【诊病要点】习惯运用的诊法是问诊，并参照妇科检查及B超结果，临证必询问患者的年龄、月经情况、有无生育要求、有无贫血等。

【辨证思路】以验案为例，患者已无生育要求，加之年届六七，肾气开始衰败，气血不足，因气虚推动乏力，则蓄血留瘀，肾虚血瘀，不通则痛，导致下腹疼痛。瘀血留驻胞宫，日久则成癥瘕。舌脉亦为肾气虚之象。纵观脉症，病位在冲任胞脉，病性属虚实夹杂，证属肾虚血瘀。

【治则治法】补肾活血，软坚散结。

【处方用药】知柏地黄丸加味。对于接近绝经的妇女，许老多用知柏地黄丸以泻相火，清热凉血，补益肝肾，同时加用软坚散结之品达到抑制卵巢功能、促其绝经的目的。此方治疗近绝经期子宫肌瘤、子宫腺肌病效果很好。

验案 苏某，女，已婚，43岁。

初诊：2005年10月8日。

[主诉]下腹疼痛1个月。

[现病史]患者近1个月来劳累后出现下腹疼痛，腹痛为隐痛不适。到协和医院就诊，B超发现子宫61mm×50mm×46mm，宫底见45mm×40mm低回声，提示子宫肌瘤。患者月经5天/30天，量中等，色红，无痛经，末次月

经为 2005 年 9 月 21 日。白带偏多，色黄，质稠，腰部时有酸痛，饮食正常，大便次数较多。舌质紫黯，舌苔薄白，脉细。

［中医诊断］妇人腹痛；癥瘕（子宫肌瘤）。

［治则］补肾活血，散结止痛。

［处方］知柏地黄丸加味。

盐知柏各 10g，生地 10g，山萸肉 10g，牡丹皮 10g，泽泻 10g，茯苓 10g，夏枯草 10g，黄芩 10g，生黄芪 30g，蒲公英 20g，三七粉 3g，莪术 10g。水煎服，日 1 剂。

复诊：服药 7 剂，下腹痛明显减轻。癥瘕为主要矛盾，在上方中加软坚散结药物，去蒲公英、莪术，加生牡蛎 30g、昆布 10g。经治 2 个月余，患者复查盆腔 B 超，肌瘤明显缩小至 20mm×19mm。

按语：患者为子宫肌瘤，中医诊断为妇人腹痛，一诊辨证为肾虚血瘀，故治疗用知柏地黄丸加味以补肾活血止痛。二诊患者腹痛明显改善，故以治癥瘕为本，本着辨证论治结合辨病的原则，将前方重点治疗妇人腹痛的药物适当减少，加强软坚散结力量。

小结 许老对癥瘕（气滞血瘀证）的治疗，一般以活血化瘀为主，同时根据患者年龄、体质、形体、月经、症状等情况，选方用药。若伴月经量多或经期延长，以消癥丸加味；若月经正常，体健或体胖，属虚寒体质，常选用桂枝茯苓丸加三棱、莪术、鳖甲、牡蛎等活血消癥、软坚散结之品；对于接近绝经的妇女，许老多用知柏地黄丸加软坚散结之品，滋阴清热凉血，抑制卵巢功能，促其绝经。

二、盆腔炎性疾病后遗症（虚寒血瘀证）

盆腔炎性疾病分急性盆腔炎和盆腔炎性疾病后遗症。中医治疗盆腔炎性疾病后遗症有独特疗效，现将许老的思辨特点概述如下。

【诊病要点】习惯运用的诊法是问诊，并参考妇科检查及 B 超结果，临证必询问下腹痛发生的时间、疼痛及寒热性质、部位、喜按或拒按、白带特点及伴随症状。

【辨证思路】许老认为盆腔炎性疾病后遗症多由急性盆腔炎治疗不及时或

不彻底，或患者体质差而导致瘀血阻滞冲任胞脉。由于病程日久，迁延不愈，加之长期应用清热利湿解毒、活血化瘀中药，或不规范应用抗生素，容易耗伤气血和损伤阳气，或素体正虚，日久正虚邪恋，故病机特点为气虚运血无力或阳虚寒凝血滞，使瘀血难消，余邪难却而病情缠绵不愈。症状除下腹冷痛、隐痛、坠痛外，全身常呈现一派虚寒象。根据中医"通则不痛，痛则不通"的理论，治"痛"之法，重在于"通"。需强调，此通法并不单指理气活血、化瘀通络，对于虚型或虚中夹实型的慢性盆腔疼痛须用益气升阳、温中补虚，或补虚行滞、温通化瘀、缓急止痛等方法辨证治疗，取"补而通之""温而行之"之意。

【治则治法】益气温经，活血化瘀。

【处方用药】许老以抓主症、病证结合作为重要诊治手段。若临床以下腹胀痛为主，大便干燥，脉弦，妇科检查未扪及明显包块者，则以理气活血止痛为主，用四逆散加当归、丹参等；若下腹及腰骶部疼痛，妇科检查扪及包块，舌边瘀点者，则以温经活血、消癥散结为主，用桂枝茯苓丸加三棱、莪术等；若下腹部冷痛，白带多，色黄，舌苔白腻者，则以温阳祛湿活血为主，用薏苡附子败酱散加丹参、莪术等；若下腹部隐痛，腰酸，疲乏无力，舌淡苔白，脉沉细者，则以益气养血活血为主，用小建中汤加丹参、当归等。在治疗过程中，许老坚决主张慢性炎症慎用凉药，以防伤及肠胃，若患者确伴有低热，腹痛较为严重，妇科检查压痛明显者，宜适当于处方中增加1~2味清热解毒药物，中病即止，而不宜长期服用。

【独特疗法】住院患者须采用中药口服、灌肠、热敷、离子导入及丹参静脉滴注等综合治疗。

验案　张某，女，28岁。

初诊：2005年2月26日。

[主诉] 小腹部疼痛2年。

[现病史] 2年前人工流产后出现小腹部疼痛，体倦乏力，白带量多、色黄，经期小腹疼痛加重，月经周期尚正常，但血块多，色暗。妇科检查示左侧附件明显增厚、压痛。诊断为盆腔炎性后遗症，经用抗生素和中药治疗，效果不明显。2年来未怀孕。近日因劳累腹痛加重，伴有低热，尿频，尿黄。舌质暗，苔薄，脉沉细。末次月经为2005年2月18日。

［检查］白细胞计数为 $10 \times 10^9/L$。

［西医诊断］①盆腔炎；②继发性不孕症。

［中医诊断］①妇人腹痛（冲任瘀阻）；②断绪（冲任瘀阻）。

［治则］温经活血，化瘀止痛，佐以清热解毒。

［处方］桂枝茯苓丸加减。

桂枝、桃仁、牡丹皮、香附、莪术各 10g，赤芍、蒲公英、白花蛇舌草各 15g，丹参、生黄芪各 30g，茯苓 20g，三七粉（冲）3g。7 剂。

复诊：治疗 1 周后，腹痛消失，体温正常，小便转清，但有时腰困。上方去蒲公英、白花蛇舌草，加菟丝子 30g。续服 7 剂，诸症大减，腰困好转。上方加鹿角霜 10g，又服 7 剂。3 月 18 日经行时无腹痛，血块减少，经色正常。后以上方加减服用 1 月，患者怀孕。

按语：患者病起于人工流产后，冲任气血受损，运行无力，导致冲任气滞血瘀，不通则痛，故而出现下腹疼痛，痛经，经血有血块，附件增厚、压痛；病程日久，气血更虚，故而出现体倦乏力，白带量多；正虚邪恋，瘀久化热，故有低热、尿黄等症状；冲任瘀阻，导致两精难以相搏，故而不孕。因疼痛症状较重，附件增厚明显，故而采用温经活血、化瘀消癥的桂枝茯苓丸加三棱、莪术等破血药物，配合黄芪益气，三七止痛，佐以清热解毒药物，病证相扣，故腹痛渐平。腹痛缓解后去清热药物，加菟丝子、鹿角霜等补肾调冲善后，患者最终得以受孕。

方药心得

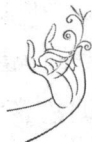

第一节 经方传真与成方心悟

张仲景之方短小精悍，药少力专，用当通神，常为后世医家所沿用。在妇科临床，许老常借鉴《伤寒杂病论》《金匮要略》之方治疗多种妇科疾病，取得很好疗效，扩大了古方应用范围。

一、四逆散加味治疗妇科疾病

四逆散出自《伤寒论》，用于治疗少阴枢机不利，阳气不得宣达的四肢逆冷证。四逆散由柴胡、枳实、芍药、甘草组成，方中柴胡、枳实疏肝解郁，调达气机，行气而散瘀结，芍药入肝经，善走血分，有活血化瘀之功，甘草"能行足厥阴、阳明二经污浊之血，消肿导毒"。全方具有疏肝解郁、行气散结、调和肝脾、缓急止痛的功效。现代药理证明，柴胡有解热镇静、抗炎、改善肝功能作用，枳实有缩宫作用，芍药有解痉镇痛、抗炎、扩张血管作用，甘草有松弛平滑肌痉挛、抗炎解毒作用。四逆散组方，由枳实芍药散和芍药甘草汤两个方剂组成。前者在《金匮要略》里用于治疗"产后腹痛，烦满不得卧"之证，说明古人早已应用枳实芍药散治疗妇人腹痛。由于枳实有显著的收缩子宫作用，芍药有解痉、镇痛、消炎、扩张血管的作用，因此，对于气滞血瘀所引起的妇人腹痛，二药合用有较好的功效。芍药甘草汤出于《伤寒论》，用治外感病误用汗法造成脚挛急一证，分析其功效，该方有柔肝舒筋、缓急止痛、敛津液、养阴血之功。

由于四逆散证的主要病机为肝气郁结，气机不利，以致肝胃不调，肝脾不和，故临床上常以此方加味作为治疗胸胁满闷、脘腹胀痛、呕吐、泄泻的基本方。许老根据妇女阴常不足而阳常有余的生理特点及盆腔炎和盆腔手术容易导致胞宫、胞脉气血运行受阻，瘀血内停的病理现象，将四逆散加味用于治疗输卵管阻塞、盆腔炎、闭经、痛经、头痛等多种妇科疾病，取得了很好疗效，从而扩大了古方四逆散的应用范围。

1.盆腔炎、慢性盆腔炎所致输卵管阻塞

输卵管阻塞常因急性盆腔炎治疗不彻底，湿热毒邪内蕴，或经期、产后胞脉空虚，湿热之邪乘虚而入引起。湿热毒邪阻遏气机，致气滞血瘀，冲任受阻则形成慢性盆腔疼痛，而瘀血内阻，胞脉不通，则致输卵管阻塞。许老以四逆散加丹参、三七、蒲公英治疗慢性盆腔疼痛，取四逆散宣达郁滞、活血化瘀、缓急止痛之意，配伍丹参助芍药活血散瘀，且防诸药攻邪太过而耗伤阴血，加三七止血消肿，散瘀定痛，加蒲公英清热解毒，活血散结。此方治疗气滞血瘀型盆腔炎疗效十分显著，能很快缓解症状，减轻疼痛。对于输卵管阻塞患者，许老以辨证与辨病相结合为原则，在上方基础上加穿山甲、路路通理气活血，化瘀通络。取穿山甲走窜行散之性，引药上行入血脉，达病所，又可助上药散瘀滞，通胞脉。许老用此方治疗输卵管阻塞性不孕症近30年，治愈率达78%左右，已获局级科研成果奖。

2.闭经

四逆散理气活血，宣通郁滞，对于妇女因情志不舒，肝气郁结，气滞血瘀以致冲任二脉阻滞性闭经，有很好的通经作用。若肝经郁热，常配伍薄荷、青蒿、丝瓜络解郁清热，宣通郁滞。

3.痛经

痛经常因气滞血瘀或湿热阻滞胞宫引起，不通则痛。四逆散理气活血化瘀，解痉止痛，对经期腹痛有很好的止痛之效。若为湿热痛经，应在四逆散基础上，加用丹参、三七粉、龙葵、益母草等药，以加强清热解毒、活血止痛的作用。

4. 经期头痛

经期头痛常因平素肝气偏亢，加之经期阴血下注冲任，使肝失濡养，肝气更亢，肝火上扰清窍而致。四逆散宣达郁滞，清热解痉止痛，对该病有很好的治疗作用。临床常配伍丝瓜络、青蒿、薄荷、乌梢蛇或蜈蚣等宣解郁热、平肝通络之品。

综上所述，四逆散因其具有宣达郁滞、解痉止痛之功效，同时又具有解热、镇痛、消炎等药理作用，故临床常用于治疗妇科相应疾病，疗效可靠。许老提示在运用四逆散时，要注意了解患者的月经及大便情况，若伴有月经提前、量多者，四逆散应慎用或禁用，因该方理气活血作用较强，易促使月经更为提前。方中枳实可行滞导便，故伴大便稀溏者，应慎用此方，或加炒白术健脾止泻。

二、黄芪建中汤治疗久治不愈的盆腔炎

黄芪建中汤出自《金匮要略·血痹虚劳病脉证并治》，谓："虚劳里急，诸不足，黄芪建中汤主之。"该方由黄芪、桂枝、白芍、生姜、甘草、大枣、饴糖组成。7味药包括5个方剂，其中桂枝汤调和营卫，黄芪桂枝五物汤治疗血痹，益气养血通络，芍药甘草汤缓急止痛，桂枝甘草汤温通心阳，小建中汤补虚调和营卫。全方以调和为主，缓急补虚，温通血脉，通过提高自身的抗病能力，达到驱除病邪的目的。可见仲景组方之精良，药少力专，用当通神。根据此方之意，许老常用于治疗久治不愈的慢性盆腔疼痛，主症为虚劳不足，腹中拘急，经期及劳累后加重，自汗或盗汗，面色晦暗，心悸体倦，纳少便溏，脉虚大。此类患者病久反复发作，多数曾多次应用抗炎及解毒化瘀等中西药，其中抗生素及清热解毒药久用易损伤脾阳，活血化瘀之品久用易耗伤气血，气愈虚则血愈滞，寒愈重则血愈凝。故对于病久体弱之慢性盆腔炎患者，应慎用活血化瘀药攻邪，而以补虚行滞、温通化瘀、缓急止痛为法，使正气复，驱邪外出。在此方基础上加当归、三七养血活血止痛，加党参助黄芪补中益气，加附子助桂枝温通血脉。

三、桂枝茯苓丸加味治疗妇科盆腔包块

桂枝茯苓丸出自《金匮要略》妇人篇，为治疗妇科癥瘕的有效方剂。该方由桂枝、茯苓、桃仁、芍药、牡丹皮组成，为一活血方剂，可用于治疗子宫肌瘤、子宫腺肌病、卵巢囊肿、巧克力囊肿等多种妇科包块，临床运用时常加三棱、莪术以增强活血消癥作用，若为巧克力囊肿，则加王不留行、穿山甲、路路通等药活血通透，促进囊内瘀血吸收。因桂枝性属温燥，方剂偏温，此方更适用于体胖或虚寒体质者。

四、胶艾汤治疗子宫不正出血

胶艾汤出自《金匮要略》妇人篇，谓："妇人有漏下者，有半产后因续下血都不绝者，有妊娠下血者，假令妊娠腹中痛，为胞阻，胶艾汤主之。"此方为一止血方剂，由四物汤加阿胶、艾叶组成。其中四物汤养血活血调经，艾叶温经止血，阿胶养阴止血，甘草调和诸药，与白芍相配可缓急止痛，用生甘草尚有清热解毒作用。此方既有养血活血，又有温经止痛止血作用，凡遇妇人月经淋漓不止或妊娠、产后阴道少量出血，血块灰暗，并伴下腹冷痛，腰酸，脉细，属寒瘀下血者，许老常选用此方。

五、吴茱萸汤治疗妊娠恶阻

吴茱萸汤证在《伤寒论》中分别见于三处，涉及阳明、少阴、厥阴三经病变。方由吴茱萸、人参、生姜、大枣组成。凡肝胃不和，胃寒吐利，头痛，四肢厥冷者，均可选用。许老常以吴茱萸汤治疗妊娠恶阻，症见恶心，吐涎沫，舌淡苔白，脉细滑无力，属脾胃虚寒患者。吴茱萸汤温胃降逆，配伍半夏、黄连辛开苦降，其中用吴茱萸 3g，党参 30~50g，半夏 10g，黄连 1.5g，临床验证，此方能有效缓解妊娠呕吐。

第二节　自拟方（院内制剂）

许老对妇科疑难疾病诊治有很独特的心得，多年来形成了自己的几个经

验方，目前作为院内制剂应用。

一、妇人腹痛、输卵管阻塞良方——通络煎

[方剂主要成分]柴胡、枳实、赤芍、生甘草、丹参、穿山甲、生黄芪等。

[方解]柴胡、枳实疏肝解郁，调达气机，行气而散瘀结；赤芍主入肝经，善走血分，有活血散瘀之功；丹参养血活血，既助赤芍活血散瘀，又防理气活血太过耗伤阴血，祛瘀而不伤正；穿山甲性善走窜，功专行滞，内通脏腑，外透经络，既可引诸药入血脉达病所，又可散瘀滞，通畅胞脉；生黄芪补气，还有行滞之功，可防行气破血之品耗气伤血，寓消于补，祛瘀而不伤正；生甘草调和诸药。本方是治疗妇科难治之证——输卵管炎性阻塞性不孕症的基础方，临证可根据患者的具体情况予以随证加减。该方以攻为主，但攻中有补，通中有守，可长期服用。

[临床适用范围]盆腔炎性疾病后遗症引起的下腹痛、输卵管阻塞属气滞血瘀型。

二、痛经良方——内异煎

[方剂主要成分]生黄芪、何首乌、水蛭、三七粉、泽兰、黄柏等。

[方解]许老根据多年临床经验创制出内异煎。方中既有活血、破瘀、止痛之虫药水蛭及三七粉，又有活血利水的泽兰。依据该病肾虚血瘀的病机，方中选用何首乌、生黄芪补肾气，养阴血，并避免因长期服用破血化瘀药物而损伤气血的弊端，提高治疗依从性。考虑子宫内膜异位症局部的炎症变化及异位内膜的异常增生，加用苦寒之黄柏入下焦，抑制炎症及增生。

[临床适用范围]子宫内膜异位症、子宫腺肌病引起的痛经。

三、调经助孕良方——调冲方

[方剂主要成分]淫羊藿、仙茅、巴戟肉、紫河车、柴胡、当归、白芍、香附、益母草等。

[方解]淫羊藿、仙茅二药临床常相须为用，均有温肾壮阳之功效；巴戟肉其性较柔润，温而不燥，补肾阳，益精血；紫河车为血肉有情之品，长于益气填精；柴胡、当归、白芍疏肝养血；香附疏肝理气；益母草活血调经。

该方是调经助孕的基础方，特别适用于卵巢功能低下、排卵功能障碍所致的月经量少、后期、不孕等中医辨证属于肾虚肝郁型者。验之临床，屡屡有效。本方平和，阴阳双补，气血双调，可长期服用。

［临床适用范围］月经后期，月经量少，闭经，不孕症。

四、调脾胃良方——参橘煎

［方剂主要成分］太子参、橘叶、砂仁、炒谷麦芽。

［方解］原方源自《症因脉治》卷四的参橘煎，由人参、橘红、藿香组成，主治中暑泄泻，症见夏秋之际，忽然腹痛，烦闷口渴，暴泻粪水，肠鸣飧泄，痛泻交作，脉虚细。许老在经方和民间验方的基础上改为太子参、橘叶、砂仁、炒谷麦芽，主要用于胃脘不适、纳食不馨、消化不良等症。因妇科有部分患者伴有脾胃功能虚弱，或者久服活血化瘀药物后脾胃受伤，以此小方能较快调整脾胃功能，更利于服用治疗妇科疾病的药物。临证加减，若舌苔厚腻，胃脘满闷，加厚朴、石菖蒲，若便稀，加炒白术、茯苓。

［临床适用范围］胃脘不适、纳食不馨、消化不良、脉虚细等症。

第三节　用药心法

一、用药的原则性和灵活性

1. 主张温补，配伍合理，用药精当

许老用药喜用温补，这与许老从医以来的临床经验积累有关。过去南方人热病、瘟疫居多，70% 以上就诊者为危重患者，通过大量临床观察，许老体会到危重患者若用药过于寒凉，易使患者表面安静，掩盖真实病情。反之，用药偏温，患者有不适可及时被发现。许老认为，寒凉之品易伤脾胃，降低抵抗力。热药虽可使个别人上火，但易纠正，而凉药过用抑制生理功能则较难恢复。如许老治疗闭经，用药以温肾为主，常选用参茸卫生丸或二仙、巴

载等药振奋卵巢功能，即使症状表现热象，亦平补肝肾，而不主张用清热凉血之品，恐卵巢功能受到抑制，得小利而失大局。

许老选方用药首推仲景方，方剂组成短小精悍，力求稳、准、狠。而反对方剂清一色，单打一，见血止血，见热清热。强调对立统一的原则，活中有止，清中有补，攻中有守。如自拟"化瘀止血方"中，在大队活血药中加一味党参，取其攻中有守、行必兼固之意，恐活血药耗伤气血；在"滋阴止血方"中加一味当归，意在止必兼行，防止留瘀。

许老认为药有三分毒，无毒不治病，只要用之得当，中医同样能治疗危急重症。在大病之下应该大胆地使用"毒药"，即药性峻猛、有一定毒性的药物，解救患者于危难之中。如选用十枣汤治疗早期肝硬化腹水、渗出性结核性胸膜炎，再如以三生饮治疗早期肺癌、马钱子治疗重症肌无力等，都可以起到意想不到的临床效果。

2. 用药体会

对具体用药的见解及临床经验总结如下。

（1）补肾药物大多滋腻，易滞气血，临床应用时，常辅以行气活血之药物，使补而不滞。

（2）对于妇科出血性疾病，切勿盲目地滥用止血药及过早使用炭类等收摄药，恐瘀血内滞，闭门留寇。应审因论治，止必兼行。

（3）根据阴阳互根的理论，补肾主张三七开，即补肾阳者，七分阳药，三分阴药，补肾阴者，七分阴药，三分阳药。

（4）历代古籍虽记载孕期应慎用或禁用峻下滑利、去瘀破血、行气破气及一切有毒药品，但在病情需要时，亦可适当应用，所谓"有故无殒，亦无殒也"。惟须严格掌握用药的程度，俟病情减其大半即应停用，否则对胎儿有害。古籍提出半夏有动胎之性，然在多年临床实践中未见半夏用于妊娠恶阻有动胎之象，而其降逆止呕之功甚良。

二、常用药物的常量和变量

1. 当归

当归味辛甘，微苦，性温，入心、肝、脾经。明代李中梓谓其能引诸血各归其所当归之经，故名"当归"。

当归历来被视为治疗血分病之要药，尤为妇科良药，主要有补血活血、调经止痛、润肠导便之功。本品在妇产科疾病的应用非常广泛，凡妇女月经不调、经闭、腹痛、癥瘕、崩漏、带下及胎前产后诸证，皆可用之。

关于当归既能养血又能活血的论述，历代本草及医籍多有记载。如《日华子诸家本草》云："破恶血，养新血。"《本草正》谓："其味甘而重，故专能补血；其气轻而辛，故又能行血，补中有动，行中有补，诚血中之气药，补血中之圣药也。"凡妇人经水不利、临产催生及产后腹痛等病症，俱当以此为君。《太平惠民和剂局方》中四物汤即是以当归为君，配伍熟地、白芍、川芎而成，此乃医界公认的养血活血、调经止血的基础方剂。

当归伍黄芪，名当归补血汤，历来被奉为益气养血剂，治疗失血性贫血及产后大出血等。现代药理实践证实，黄芪能扩张血管，改善皮肤血液循环及营养状况。从中医理论上分析，黄芪能益气利水，而水与血同类，利水亦即可以活血，因此认为当归补血汤虽是补血方剂，但也是活血方剂，用于血虚夹瘀证最宜。

当归伍川芎，宋代《普济本事方》名佛手散，即《太平惠民和剂局方》芎归汤，主用于试胎。古人谓，此方服后"胎死即下，胎活则安，其效如佛，手到成功"，故以佛手为名。临床实践证明，某些先兆流产患者经保胎治疗无效，妊娠试验转阴，用此方试之，每获良效。若胎尚存活，服本方后可使妊娠腹痛及阴道出血停止，妊娠试验恢复阳性；妊娠大月份如胎动突然停止者，用本方合平胃散加芒硝，可使胎动恢复。又闭经患者亦可用本方合桂枝汤试之，如系怀孕则小肢常觉跃动，且脉搏增快，无孕者则断无此象，用之屡验，其机制尚待研究。

阴道出血兼腹痛者多属气滞血瘀，当归常与制香附相伍，一活血化瘀，一行气活血，有相辅相成之妙。

当归又常与白芍、甘草同用治疗血虚腹痛，有养血柔肝止痛之效。血虚寒滞腹痛则可与生姜等温中散寒药伍用，如《金匮要略》当归生姜羊肉汤。

当归还常用于治疗各种出血证。有些医生囿于前人当归"走而不守"之说，唯恐其辛温动血，不敢用治出血。实际上关于当归治疗出血的问题，早有其理论和实践依据，如《神农本草经》有"主妇人漏下"的记载，《药性论》

亦载"主女子崩中"。又如《金匮要略》胶艾四物汤,《傅青主女科》固本止崩汤、生血止崩汤、加减当归补血汤及生化汤等,都是治疗血崩漏下的有效方剂。据许老多年的临床体会,妇女月经过多、血崩经漏、倒经、先兆流产等病皆可用当归,以使血归其所当归之经。故在治疗功能性子宫出血时,总是在辨证用药基础上加用一味当归,意在取其阳和流动之性,使静中有动,止血而无留瘀之弊。有人一见出血,不问何因便用一派纯阴无阳之品,或用大量炭类止血,这不符合中医辨证论治的观点。治疗出血首先应从病因入手,从本论治,不宜一味用止血药,应注意"止中有行"。若见血止血,或许能取效一时,然终究是无的放矢,病必难愈,且大量止血剂易使局部血管血液产生高凝,引起坏死感染。总之,用药不可绝对化,正如李中梓所说:"善用药者,不废准绳,亦不囿于准绳。"但对阴虚血热,或气虚、血虚之月经过多、崩漏,应注意控制当归用量,每剂最多不宜超过 6g,如剂量过大,血就不能归其所归。此外,治疗出血证时,如在辨证论治的处方中适当加用一些养血之品,如阿胶、龙眼肉、党参等,则疗效更佳。

一般说,生当归偏于养血、润肠通便,除治疗血虚症外,又常与肉苁蓉或番泻叶同用,治疗血虚及产后津亏、肠燥大便秘结,既能刺激肠道蠕动,又可帮助消化。酒当归(当归酒洗)善于活血通经,并能引药上行,适用于月经后期、痛经、月经过少、闭经、倒经等病。土炒当归已无润使之力,辛窜之力亦差,多用于治疗各种出血及月经不调兼大便溏泄者。

前人还有当归头止血、当归尾破血、当归身养血、全当归活血之说,用时也有区别。但目前药房一般不予区分,这无疑会影响疗效,应予改进。

据现代药理研究,当归对子宫平滑肌有兴奋和抑制"双向"的作用,既可抑制子宫痉挛以止痛,又可使血行旺盛以增进子宫发育。据报道,用当归组织液穴位注射治疗慢性盆腔炎,结果腹痛减轻,月经恢复正常,患者均在治疗后 6 个月内妊娠。这些都证明中医学对当归的认识是正确的。

2. 黄芪

黄芪味甘,性温,补气之中又长于升提清阳,临床上多用于治疗气虚不能统血之崩漏、胎漏、产后恶露不尽及乳汁自出等,尤善治疗中气下陷所致的子宫脱垂与阴吹证。黄芪兼有利水消肿之功,无论是经行浮肿还是妊娠浮肿都可选用。此外，黄芪还有托毒排脓、敛疮生肌的功能，配合清热利湿的苦参、土茯苓等可治疗宫颈糜烂、外阴疖肿。黄芪分为生黄芪、蜜炙黄芪和清炙黄芪。补中益气用蜜炙黄芪，补气健脾用清炙黄芪，固表利水用生黄芪。许老认为生黄芪在补气之中尚有行滞之功，临床常以生黄芪配合活血药治疗气虚血滞，经络痹阻所致的产后身痛及经期延长，淋漓不尽，脉沉细者。对于输卵管阻塞性不孕症及子宫内膜异位症，治疗需久用活血化瘀消癥之品，许老亦在大队活血化瘀消癥药中加生黄芪补气行滞，以减轻久用攻伐药物而耗伤气血的不良反应。

3. 三七粉

三七粉味甘、微苦，性微温，有活血散瘀、止血之功效，是一味止血的良药。因该药止血而不留瘀，故对于因瘀血内阻、血不归经所致的各种妇科出血证，如月经过多、经期过长、崩漏、经间期出血、倒经、产后恶露不尽等尤为适宜。三七粉还有良好的散瘀消肿止痛作用，常用于治疗瘀滞所致的痛经、子宫内膜异位症、子宫肌瘤、盆腔炎性包块、儿枕痛等症。现还多用于治疗腹部手术后盆腔粘连所致的腹胀、腹痛及不孕症。此外，三七粉还有补益气血、强壮身体的功效，配人参治疗失血后或产后、病后气血虚弱者。

4. 附子

附子辛热燥烈，其性善走，能助心阳以通脉，为回阳救逆之要药。附子又有峻补元阳之功，现多配炮姜用于治疗阳虚之崩中漏下。附子还能温一身之阳，利水除湿，配茯苓、白术治疗经行浮肿、经行泄泻及妊娠产后小便不通。

5. 肉桂

肉桂壮阳之力不及附子，但肉桂入血分，长于温通血脉，可治疗寒凝血滞之经闭不行、痛经、堕胎小产、胎死不下、产后腹痛及子宫内膜异位症。肉桂又有温阳、鼓舞气血生长之功效。

6. 菟丝子

菟丝子味甘，性温。该药既补肾阳，又补肾阴，用于肾阳不足，精血亏

方药心得

虚所致的月经过少、闭经、不孕等症。菟丝子还长于固冲安胎，还有补血之功，可治疗肾虚，冲任不固所致的妇科出血证而兼血虚者。此外，菟丝子又有固精缩尿之功，配鹿角霜、潼蒺藜治疗肾虚带下清稀如水，配怀山药、益智仁治疗产后小便失禁。

7. 白术

白术味甘、苦，性温，具有健脾益气、燥湿利水之功，是治疗脾虚水湿阻滞所致的经行泄泻、经行水肿、带下病及妊娠肿胀的首选药。白术兼有安胎之功，脾胃气虚，胎气不固而导致的妊娠腹痛，胎动不安者，多选用白术配党参、黄芪治疗。一般来说，补气健脾用炒白术，燥湿利水用生白术，此外，脾虚大便秘结也用生白术。许老用生白术、生地、升麻治疗妇科手术后便秘，有良好的效果。

8. 炙甘草

炙甘草味甘，性平，有补益心脾、缓急止痛、调和药性之功效。许老临床多用炙甘草配浮小麦、大枣治疗妇人心脾两虚之脏躁证。另外，在治疗经、带、胎、产诸疾的方药中均可加入甘草，以使各药的配伍更加协调，而生甘草可清热解毒，故热毒壅盛所致的带下病、子宫内膜炎、盆腔炎、外阴肿痛、急性乳腺炎多配生甘草治疗。

9. 牛膝

牛膝味苦、酸，性平，能引血下行，是治疗经行吐衄的主药，还能滋补肝肾，通血脉而利关节，许老用治经行腰痛、产后身痛。此外，牛膝还能利尿通淋，治疗产后小便不通。一般来说，补肝肾用怀牛膝，活血化瘀、引血下行用川牛膝。

10. 蜈蚣

蜈蚣味辛，性温，有毒，为息风止痉解毒之品，长于治疗产后感染邪毒所致的痉证。该药性善走窜，可通络疏滞，许老多用于输卵管阻塞性不孕症的治疗，又因本品对结核杆菌有较强的抑制作用，故常用于盆腔结核及输卵管结核的治疗。此外，蜈蚣又有良好的通络止痛功效，用于治疗经前头痛常效果显著。

11. 桑叶

桑叶有清肝凉血止血之功，许老常用于治疗肝郁化火，迫血妄行的崩漏、经行吐衄、排卵期出血等病。与黄芪、当归、三七配伍，治疗气虚血瘀所致经期延长出血，桑叶既可止血，又可制约补气药温燥之性。

12. 海藻

历代本草皆谓海藻反甘草，但许老常将海藻与甘草同用于临床，未曾发生不良反应，而在治疗子宫肌瘤中证实，二药同用反可加强软坚散结之功。海藻用量可至 10~15g，甘草用 10g。

13. 巴戟天

巴戟天辛甘，微温，温补肾阳之力虽不及仙茅及淫羊藿，但其性柔润，温而不燥，补肾益精血，适用于治疗下元虚寒且精血不足引起的月经量稀少、闭经、痛经；宫寒不孕及带下清稀，小腹冷痛。巴戟天还可与仙茅、淫羊藿、当归、黄柏、知母相配，用于治疗围绝经期综合征，多能获得满意疗效。

14. 紫石英

紫石英甘，性温，温肾暖宫，治疗肾虚、胞宫虚寒导致的不孕以及小腹冷痛、水样带下等症。还可提高黄体功能，用于治疗黄体功能不全导致的月经先期、经前淋漓、基础体温上升缓慢及幅度不够。多配合仙茅、淫羊藿使用。

15. 补骨脂

补骨脂辛苦，大温，长于温补脾肾，固涩收敛，是治疗脾肾阳虚、运化失职所致的经行泄泻、带下量多清稀及产后小便频数，甚至失禁的要药，现多将补骨脂列为外用药，治疗外阴白色病变，有较好的效果。

16. 鹿角霜

鹿角霜咸，性温，补肾助阳之力虽不及上述诸药，但兼能化痰散结通络，善于治疗肾阳虚、痰湿内阻的肥胖型闭经、多囊卵巢综合征，对急性乳腺炎也有较好作用。

17. 山萸肉

山萸肉酸、甘，性温，长于补益肝肾，固经止血，因该药既可补阴血，又可助阳之功，滋阴之中又善收敛固涩，故可治疗肝肾不足，冲任不固所致的崩漏及肝肾虚损，精气失藏之带下病、产后自汗、盗汗、乳汁自出等。

18. 枸杞子

枸杞子甘，性平，既善补肝肾之阴，又善于养血明目，长于治疗肝肾不足，阴血亏损所致的月经稀发、闭经等证，更是治疗肝肾阴虚，精血不能上呈所致的经期及妊娠期头晕目眩、视物模糊的首选药，目前多配牡蛎、钩藤等药物治疗妊娠高血压综合征。

19. 熟地

熟地甘，性微温，有养血补虚之功，多与当归、白芍配伍治疗妇科血虚证，熟地还能滋补肝肾，生精填髓，配紫河车、川断治疗肝肾不足，精血亏损所致子宫发育不良、闭经、习惯性流产及不孕症，兼腰膝酸软者尤宜，其性滋腻碍胃，常配砂仁或陈皮同用。

20. 阿胶

阿胶甘苦，性平，平补肝肾而养阴血，适用于血虚所致的妇科诸病，是一味补血佳品。阿胶又有良好的止血作用，常用于崩漏、胎漏、产后恶露不尽等证的治疗，如肠胃功能欠佳宜用阿胶珠。

21. 龙眼肉

龙眼肉甘平，长于补益心脾、养血安神，临床常配党参、当归，用于治疗心脾两虚，气血不足之月经过少及闭经等，还可用于出血引起的心悸、心慌、怔忡等症的治疗。

22. 鸡血藤

鸡血藤苦、微甘，性温，有补血行血、通经活络之功效，配当归、生黄芪治疗血虚兼有瘀滞引起的痛经、闭经、产后身痛等症，配补骨脂还可治疗外阴白斑。

23. 皂角刺

皂角刺辛，性温，辛散温通，可活血，尤长于托毒排脓，是治疗乳腺炎、外阴痒肿、脓成未溃的首选药，该药有化瘀通管之功，目前多用于治疗输卵管阻塞性不孕。

24. 益母草

益母草辛、苦，性微寒，善于活血祛瘀，调经止痛，为治疗瘀血所致的经产诸疾的要药，并长于利尿消肿，可治疗妇科诸症而兼有浮肿、小便不利者。

25. 鬼箭羽

鬼箭羽苦，性寒，活血通经，祛风止痒，除用于瘀血经闭及痛经的治疗外，更多用于治疗经前皮肤瘙痒、外阴白斑等症。

26. 苎麻根

苎麻根甘，性凉，凉血止血安胎，为治疗血热胎漏下血、胎动不安之佳品。

三、药物的常用配伍和解析

1. 柴胡、香附

二药均为常用的疏肝理气药，是治疗情志不畅，肝郁气滞所致的月经不调、带下病、不孕等症的要药。柴胡善升举阳气，为许老治疗中气下陷之崩中漏下、子宫脱垂的首选药；柴胡兼能解表退热，还是治疗热入血室，往来寒热之主药。许老认为香附长于调气止痛，是治疗肝郁血滞所致痛经、经前乳房胀痛、妊娠腹痛及外阴肿痛等病症的常用药。若肝郁兼有热象者，宜选用醋柴胡或制香附。

2. 蒲黄、五灵脂

蒲黄，味甘，性平；五灵脂，味甘，性温。二药既善活血化瘀，又善止痛，是治疗妇科出血性疼痛的要药。既可行血通瘀，又能止痛，还能化瘀止血，化瘀止血而不留瘀。因此许老选二者合用治疗妇科瘀血内阻所致的子宫出血，为治崩漏下血、子宫肌瘤及恶露不绝等症的首选药。二药相比，蒲黄的止血之力较五灵脂为强，而活血之力稍逊于五灵脂。化瘀止痛用生蒲黄、生五灵脂，化瘀止血用炒蒲黄、炒五灵脂。

3.三棱、莪术

三棱，味苦，性平；莪术，味辛、苦，性温。二药均有较强的破血祛瘀、行气止痛功效，许老临床上常相须为用，是治疗气滞血瘀所致的痛经、闭经、宫外孕、子宫内膜异位症、子宫腺肌病、盆腔包块、乳腺增生及产后腹痛、恶露不下等症的首选药。

4.水蛭、䗪虫

水蛭，味苦、咸，性平；䗪虫，味咸，性寒。二药均有破血逐瘀、散结消癥之功效。许老用在瘀血较重，或瘀滞时间较久的经闭、痛经、癥瘕、异位妊娠及输卵管阻塞性不孕症。水蛭的破血逐瘀作用较䗪虫更为峻猛。

5.穿山甲、路路通

临床体会，穿山甲与路路通二味药，均为疏通之要药。穿山甲通络疏滞，散血消肿，专能行散，并可引诸药入血脉，达病所；路路通能通十二经，有行气活血通络之功。二药相配伍共同起到祛瘀血、通经络之作用。许老认为穿山甲配路路通，疏通输卵管作用极佳。

6.穿山甲、王不留行

穿山甲咸，微寒，性善走窜，长于通利血脉，活血散瘀。王不留行苦，性平，治疗瘀血阻滞引起的经闭、输卵管阻塞。二药还可治疗产后乳汁不下。

7.仙茅、淫羊藿

仙茅辛热，淫羊藿辛甘温。二药温肾壮阳，常相须为用，治疗因肾阳虚损所致的月经稀少、后期、闭经、不孕兼腰膝冷痛、夜尿频数等症，有促进排卵、提高黄体水平的作用。二药相比，淫羊藿温燥助阳之性更强，尤擅治疗肾阳虚衰，冲任虚损的性功能减退。

8.杜仲、川断

杜仲甘温，川断辛甘苦，微温。二药补肝肾、调冲任、安胎元，为治疗肝肾虚、冲任不固之胎漏下血、胎动不安及滑胎之要药。杜仲补益肝肾之功较强，配钩藤、菊花、牡蛎又可治疗肝肾阴虚，肝阳上亢所致的妊娠高血压。

而川断又能通行血脉，活血而不动血，对于肾虚兼有瘀滞所致的妇科出血证尤为适宜。

9. 鹿角胶、紫河车

二药同为血肉有情之品，是补肝肾、益精血之要药。鹿角胶有良好的补血止血功效，为治疗肝肾不足，精血亏损所致的崩漏首选药。紫河车长于益气填精，尤擅治疗先天禀赋不足，肾精亏虚所致的子宫发育不良、月经稀发等证。此外配熟地、阿胶、当归等，还可治疗席汉综合征。

10. 女贞子、墨旱莲

女贞子甘、苦，性凉；墨旱莲甘、酸，性寒。清补肝肾常相须为用，治疗肝肾不足，阴虚有热所致闭经、外阴瘙痒、外阴白色病变。墨旱莲在滋阴之中又有凉血止血之功，更适用于治疗阴虚火旺，血热妄行所致的妇科出血证，此外配黄芩、白茅根可治疗经行吐衄，配茜草炭、蒲黄炭可治疗崩漏。

11. 龟甲、鳖甲

龟甲咸、甘，性寒；鳖甲咸，性寒。滋阴潜阳多相须为用，治疗肝肾不足，肝阳上亢所致的妊娠眩晕等证。还善退虚热，是治疗阴虚血燥之经闭不行，兼有骨蒸潮热的要药。龟甲长于滋阴养血止血，对阴虚血热所致的妇科出血证尤为适宜。鳖甲长于软坚散结，是治疗子宫肌瘤、盆腔包块的要药。

12. 人参、党参、太子参

三药均味甘，性微温，有补气健脾之功，其中人参补气之中兼能振奋元气，有救逆固脱之功，临床多用于治疗气逆气陷的崩漏、产后血虚等。此外，人参温煦而助阳，有促进排卵的作用，用于不排卵和黄体功能欠佳所致的闭经、不孕及月经不调等证的治疗。党参则长于益气养血，用于气血两虚所致的闭经、崩漏、痛经、先兆流产、胎萎不长及缺乳等。太子参虽补气之力不及党参，但生津之力较强，补而不燥，是一味清补之品，适用于妊娠恶阻兼有气阴两伤者。

13. 山药、莲子

山药甘平，莲子甘涩平，健脾益气固涩，为妇科止带良药，无论是脾虚还是肾虚所致之带下均可用之。二者又可扶脾止泻，对妇科病证属脾肾不足兼有大便溏泄者尤为适宜。

14.乳香、没药

乳香辛苦温，芳香走窜，偏于调气；没药苦平，长于散瘀。二药同用增强行气活血、散结止痛的功效，用于气血瘀滞所致的妇科诸痛。二药又可消肿止痛，常用于治疗火毒内盛所致的盆腔脓肿、急性盆腔炎、外阴肿痛、急性乳腺炎，但气味恶劣，胃肠不好者多不用。

15.赤芍、丹参

二药均味苦、性微寒，善行血中实热，散血中瘀滞，是治疗血热有瘀之月经不调、闭经、经期或产后发热及盆腔炎、炎性包块的首选药。二药还可散瘀消痛，用治热毒壅盛之外阴肿痛、盆腔脓肿、急性乳腺炎，常相须为用。赤芍长于散瘀止痛，多用治痛经、子宫内膜异位症等，丹参活血之中兼以养血，对于血瘀有热而兼见血虚者，尤为适宜。

第四节　妇科外治法

一、中药综合治疗

盆腔炎性疾病后遗症、输卵管不通属妇科疑难病症，治疗难度大，疗程长，患者依从性差，故许老常采用中药综合治疗，理气活血，化瘀通络，多途径给药，以缩短疗程，提高疗效。

综合治疗除中药口服外，还包括中药保留灌肠、中药离子导入、中药热敷、足浴、艾灸治疗仪治疗、半导体激光治疗仪治疗、热电复合治疗仪治疗、中药丹参注射液静脉点滴等外治法。具体方法如下。

1.中药保留灌肠

（1）原理：中药保留灌肠法是自肛门灌入直肠，使药液保留在肠内的治疗方法。直肠的肠壁是具有选择性吸收和排泄功能的半透膜，另外直肠具有丰富的静脉丛，药物可通过下列3条途径发挥全身疗效：一条是经过门静脉进入肝脏，再进入体循环；另一条是经下腔静脉进入体循环；第三，淋巴组织也参与了药物的吸收。通过肠黏膜吸收药液后，促使盆腔血液循环加速，改善组织营养，降低毛细血管的通透性，减少炎症渗出，有利于炎症的吸收、粘连松解和癥瘕的消散，达到治疗妇科疾病的目的。常用的方法有直肠注入法和直肠滴入法。

（2）适用范围：输卵管因素性不孕症，盆腔炎及盆腔炎性疾病后遗症，子宫内膜异位症，盆腔淤血综合征，子宫腺肌病，陈旧性宫外孕。

（3）辨证选方

①瘀血阻滞、胞脉闭阻证：细辛、透骨草、莪术、桂枝、皂角刺、蒲公英、赤芍等药。

②寒凝血瘀证：炙甘草、威灵仙、桂枝、三棱、透骨草、莪术、赤芍、皂角刺等药。

③湿热互结证：皂角刺、川椒目、三棱、细辛、炙甘草、莪术、蒲公英、赤芍等药。

④痰瘀互结证：川芎、透骨草、丹参、赤芍、桂枝等药。

（4）操作步骤

①操作者拿出预先准备好的180ml中药液，连外包装袋浸入温水中，放置5分钟拿出，倒入灌肠袋中。

②患者侧卧位，抬高臀部。

③操作者戴消毒手套，将灌肠管与肛管连接好，末端涂抹九华膏等润滑膏，缓慢插入患者肛门，进入深度为10~15cm，然后调整药液滴入速度，使药液呈线状，药液全部灌入后，拔掉肛管，丢至专门的医用垃圾桶。嘱患者尽可能保持姿势半小时左右。

少数保留不好的患者，可于灌肠液中加入锡类散再按上述操作进行。灌肠后患者若觉腹部胀痛、肠鸣、腹泻严重，可调整灌肠药组成。

（5）注意事项

①中药保留灌肠前应先了解病变的部位，以便掌握灌肠时的卧位和肛管插入的深度，灌肠前让患者排空大便，必要时可先行清洁灌肠。

②药液温度应保持在39℃~41℃，过低可使肠蠕动加强，腹痛加剧，过

高则引起肠黏膜烫伤或肠管扩张，产生强烈便意，致使药液在肠道内停留时间短、吸收少、效果差。

③为使药液能在肠道内尽量多保留一段时间，对所使用药物刺激性强的患者可选用较粗的导尿管，并且药液一次不应超过200ml，可在晚间睡前灌肠，灌肠后不再下床活动，以提高疗效。

2.中药离子导入

（1）原理：中药离子导入通过药物离子在直流电场的作用下可透入皮肤，经过皮肤或黏膜进入人体，到达组织间隙，使药物直接作用于病变部位，达到治疗疾病的目的，有其独特的治疗效果。

（2）适用范围：输卵管因素性不孕症，盆腔炎及盆腔炎性疾病后遗症，痛经，盆腔淤血综合征，陈旧性宫外孕。

（3）方药组成：细辛、白芷、皂角刺、当归、肉桂、透骨草等。

（4）操作步骤

①患者平卧，操作者打开电源开关，定时指示灯在"30"分钟。

②治疗热垫预热：按下热度按键，使热度灯"4"亮。

③固定电极：将两片纱布垫放入中药液中浸湿，敷在两个硅胶电极黑色面上，并贴于治疗部位的皮肤上，治疗热垫覆盖在电极面上。

④开始治疗：间断按下"∩"按键，使数码管指示电流输出值增加，输出强度至所需值（患者感觉舒适）时停止按"∩"按键。

⑤治疗结束：定时时间到，仪器自动关闭电流输出和热度输出，并有声光提示。此时关闭电源即可。

（5）注意事项

①患者皮肤干燥、污垢或油脂易产生接触不良，引起刺痛，要注意皮肤的清洁。

②电极要全部接触皮肤并压紧，这样治疗电流可分布均匀，人体感觉舒适。否则，会因电流集中通过产生刺痛或局部电灼伤。

③必须使两个电极都可靠接触皮肤。

④不要在治疗中途揭取电极，否则会因电极与皮肤接触面积变小引起刺痛。

⑤按键每次按下后立刻松开，数码管显示的输出强度即增加或减少一档。若持续按住该键，则显示数字会连续变化。

⑥请勿将仪器放在潮湿、阳光直射、靠近热源、通风不足或灰尘较多处。

3. 中药热敷

（1）原理：中药热敷可使药物通过局部皮肤直接渗透和吸收，改善盆腔内血液循环，促进炎症消散，具有不经过肝脏的首过效应和胃肠道破坏的优势，毒性和不良反应小，使用方便。妇科疾病的发病特点多为局部发病，部位固定不移，病灶距体表较近，外敷用药更易发挥作用。

（2）适用范围：输卵管因素性不孕症，盆腔炎及盆腔炎性疾病后遗症，子宫内膜异位症和子宫腺肌病，盆腔淤血综合征，陈旧性宫外孕。

（3）方药组成：透骨草、三棱、莪术、苏木、皂角刺、细辛、桂枝、赤芍、当归、黄柏、枳实、乳香、没药、厚朴、败酱草、苍术、白芷、红花等药。

（4）操作步骤

①患者平卧。

②操作者把事先准备好的草药碾碎，装入布袋，大小以能够覆盖小腹部为宜，以凉水浸泡1小时以上，用蒸锅蒸40分钟，把热药袋置于三层毛巾之上，敷在患者小腹部，上盖塑料袋以防热气散失过快，随着药袋热度减少，逐渐撤掉毛巾，整个热敷过程在2小时左右。

③热敷过程中嘱患者注意温度，防止烫伤，如已有烫伤，给予京万红烫伤膏涂抹，同时暂停热敷。

④长期热敷后，小腹部可呈现网状条纹，停止热敷后可逐渐消失。

4. 足浴

（1）原理：足浴疗法是通过水的温热作用、机械作用、化学作用及借助药物蒸汽和药液熏洗的治疗作用，使药物分子透过皮肤微循环从细胞外液迅速弥散进入血液循环。避免了肝脏的首过效应和胃肠道因素的干扰与降解作用，疏通腠理，透达筋骨，理气和血，从而改善血液循环，有效缓解盆腔炎的症状，具有较好的临床疗效。

（2）适用范围：宫寒性不孕，慢性盆腔疼痛，经行身痛，痛经。

（3）方药组成：桂枝、细辛、透骨草、红花、莪术、枳壳、路路通等。

方药心得

（4）操作步骤

①将药浴器平置于地面，电磁感应板平置于药浴器箱内底部，将脚踏板置于箱底，覆盖于电子感应板上。

②向药浴器内注入清水，以约占箱内容积的 2/3 为宜。

③插上电源线，此时电源指示灯亮；打开电源开关，仪器开始自动加热。

④取药浴专用袋 1 个，按照药物使用说明加入适量药液，并向袋内注入1.5 升左右清水。

⑤按下"温度"循环按钮，选择适合的治疗温度，按下"时间"循环按钮，选择合适的治疗时间，当达到设定温度时，会听到"滴"一声提示音，此时可以开始药浴治疗，仪器自动倒计时开始，完成治疗后，会听到提示音，仪器自动关闭。

（5）注意事项

①双足至膝部经过浸泡后，如出现异常，像皮肤过敏、脱皮、水疱等现象可暂时停止使用。

②有出血症状的患者及月经期患者禁用。

5. 艾灸治疗仪

（1）原理：多功能艾灸仪是根据传统艾灸的原理，结合现代电子计算机技术和磁疗方法而发明设计的，能够进行温灸、温针灸、隔物灸、发疱灸、化脓灸操作的现代艾灸仪器。多功能艾灸仪将用艾绒制备好的专用艾炷安置在具有发热元件及磁化装置的艾腔中，将灸头直接用可调整松紧的缚带固定在被灸穴位上，当专用艾炷被加热后，患者的皮肤同时被加热，其汗毛孔舒张，使艾绒的有效成分、挥发物迅速通过穴位经络直接作用于病灶，从而达到治疗和保健目的，其中磁疗起到催化剂的作用。

（2）适应范围：盆腔炎性疾病后遗症，输卵管因素性不孕症，子宫内膜异位症、子宫腺肌病引起的慢性盆腔疼痛、痛经等，原发性痛经，盆腔淤血综合征，月经不调。

（3）操作步骤

①将专用艾炷（以艾绒为主的药物）放入治疗器的艾腔内。

②将艾腔分别置于特定的穴位固定。

③用连接线将主机插孔与治疗器连接好，接上电源。

④调节艾炷温度，控制于30℃~45℃，每次30分钟，温度和时间可以根据个人的感受来调节。

⑤每天1~2次，3个月为1个疗程。

（4）注意事项：临床上有报道在正常温度使用下，曾发生过烫伤的情况，故在使用该仪器的过程中，须注意控制温度，保护皮肤。

6. 半导体激光治疗仪

（1）原理：国外激光临床应用已有多年的历史，激光治疗仪是通过激光束对生物体所产生的光化、刺激、热作用和电磁效应等来治疗疾病的，能达到一般医疗仪器所不能达到的疗效。半导体激光治疗仪是利用激光器产生的激光束照射人体组织，从而减轻或消除病痛的一种手段。治疗的疗效取决于组织对光的吸收及光穿透组织的深度，也与合理地选择病例、治疗点及治疗功率等密切相关。我科的SUNDOM-300IB型半导体激光治疗仪的激光为近红外波段，可深入组织内部，并使组织有良好的光能量吸收，对机体产生刺激调节作用，促进细胞再生，改善血液和淋巴系统循环，消炎止痛，减轻水肿，消除局部代谢物质，调节机体的免疫功能，达到松弛肌肉、立即缓解或止痛的目的。

（2）适应范围：盆腔炎性疾病后遗症，输卵管因素性不孕症，子宫内膜异位症、子宫腺肌病引起的慢性盆腔疼痛、痛经等，原发性痛经，盆腔淤血综合征。

（3）操作步骤

①患者取坐位或卧位，暴露靶部位。

②选择关元、中极、水道、三阴交、膀胱俞、阿是穴。

③开机，将照射时间调到所需时间，一般小探头照射时间为3分钟，大探头照射时间为10分钟。

④操作者将激光探头对准治疗点，按下启动按钮，调节功率至300mW~500mW，待患者有沿经络放射的感觉，似"得气"感，提示可能获得了最佳治疗效果。

⑤到设定时间，机器发出断续声音信号，激光停止输出。这时可以改换下一个治疗点，以此循环，直至完成。

治疗隔天1次，一般1个疗程为5~7天，为了巩固疗效，需连续治疗至少 3 个疗程。

（4）注意事项：治疗时多数患者应有温热感，若有轻微针刺感，或感觉灼痛，示功率偏大，须调小功率，避免灼伤。

7. 热电复合治疗仪

（1）原理：热电复合治疗仪将药物导入、电脉冲刺激、外热辐射三种功能合为一体。利用腔内电极和腹部电极发出的温热良性刺激促进盆腔局部血液循环，改善组织营养状态，提高新陈代谢，以利炎症吸收和消退。

（2）适应证：盆腔炎性疾病后遗症，输卵管因素性不孕症，子宫内膜异位症、子宫腺肌病引起的慢性盆腔疼痛、痛经等，原发性痛经，盆腔淤血综合征。

（3）操作步骤

①打开电源，启动工作开关。

②将腔内电极放置于阴道内，将衬垫用水或生理盐水湿透方形电极板。

③将药物涂在衬垫上，放在下腹需治疗的部位，将电极板放在衬垫上，用沙袋压紧或用腹带固定。

④调节输出强度，患者有轻微的刺激或微热感即可。

该治疗每日 1 次，10 次为 1 个疗程，一般需连续治疗 3~5 个疗程。

（4）注意事项

①结核病灶、化脓性炎症、出血部位、皮肤大面积溃疡、心脏等部位不宜选用。

②每一个患者治疗前都应将强度调至零，再开始操作。

③在输出情况下，电极板之间不能重叠或相碰以免造成短路。

④在输出情况下，不能随意安装电极，治疗中不能随意开关电源，以免刺激患者。

8. 中药丹参注射液静脉滴注

（1）原理：中药丹参注射液静脉滴注有活血化瘀作用，可以改善全身的微循环及血流变性，减轻炎性反应，促进病变组织的再生与修复。

（2）适用范围：输卵管因素性不孕症，盆腔炎及盆腔炎性疾病后遗症，痛经，盆腔淤血综合征，陈旧性宫外孕。

（3）操作步骤：丹参注射液 20ml 加入 5% 生理盐水 500ml 中静脉滴注，

每日 1 次，两次月经期间连用 15 天，可连续应用 3 个月经周期。

以上外治法，可选用 3~4 种同时使用。不同的治疗方法作用途径不同，起到了强化治疗的目的，充分体现了中医药的治疗优势。

二、锡类散宫颈上药治疗宫颈炎

许老自制锡类散宫颈上药，治疗宫颈炎。

（1）作用机制：通过药物直接作用于宫颈病灶，使局部创面有较高的药物浓度，从而达到治愈疾病的目的。

（2）方药组成：白芷、赤芍、黄柏、没药、三七粉等。

（3）操作步骤

①患者取膀胱截石位，放入窥器，充分暴露宫颈、穹窿。

②用碘伏棉球消毒宫颈 2 次，将带线涂有中药粉剂的棉碗放置于宫颈后，轻轻取下窥器，将线头留于阴道口。

③嘱患者 24 小时后将带线的棉碗取出。

（4）注意事项

①经期暂不上药。

②上药前要确定有无癌前病变。

三、补骨脂擦剂治疗外阴白斑

补骨脂加入白酒中浸泡 7 天，局部擦涂治疗外阴白斑。

配伍比例：100ml 白酒配 10g 补骨脂，每日擦 2 次。

同时配合中药外洗及中药内服。

外洗处方：补骨脂 100g，细辛 6g，当归 30g，红花 30g。

内服处方：淫羊藿 30g，仙茅 10g，巴戟天 20g，山萸肉 10g，紫河车 10g，女贞子 30g，墨旱莲 30g，当归 20g，川芎 10g，黑芝麻 30g，何首乌 30g。以调补肝肾，温阳活血。

许老认为，白斑多为阳虚，治疗需用温补之剂，且白斑为阴斑，病程久，局部营养状态差，常配伍活血化瘀药改善血液循环；红斑多为阳亢，治疗需用清热凉血之剂，抑制病变扩散发展。口服中药许老常选用升麻鳖甲散加味。

经典验案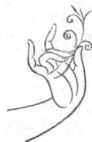

一、不孕症

验案 1 张某，女，27 岁，工人，已婚。2002 年 3 月初诊。

[现病史] 婚后 3 年未孕，男方检查精液正常。曾在他院诊治，服用中药治疗半年无效，遂来请许老诊治。患者 15 岁月经初潮，周期 28~30 天，血量较少，色黑，4~5 天净，行经时小腹冷痛。平素腹冷如扇，白带清稀，量中等。

[查体] 舌质淡红，苔薄白，脉沉细。妇科检查：外阴发育正常，子宫稍小，后倾位，无压痛，双侧附件阴性。子宫输卵管造影：双侧输卵管通畅。B 超下监测排卵 2 个月：正常。

[西医诊断] 不孕症。

[中医辨证] 不孕症（胞宫寒凝）。

[处方] 艾附暖宫汤加减。

生艾叶 5g，香附 10g，附片 10g（先煎），党参 30g，当归 20g，白芍 10g，熟地 10g，川芎 10g，肉桂 5g，紫石英 20g，川断 30g，甘草 10g。6 剂。

药后腹冷衰其大半，继以原方去附片、肉桂，加鹿角胶、紫河车，调治 3 个月经周期，终于停经受孕，顺产一男婴。

按语：患者不孕病因不是很明确，但从症状和检查看，胞宫寒凝的表现很典型，故辨为胞宫寒凝，采用经方艾附暖宫丸加味，方中绝大部分为暖宫温脏之药，入肾而通冲任，肾中阳气充足，胞宫得以温煦，寒邪自除，再酌加血肉有情之品，乃能摄精受孕。

验案 2 李某，女，32 岁。2008 年 10 月 7 日入本院诊治。

[现病史] 药物流产 1 次，人工流产 2 次，异位妊娠 1 次。孕 4 产 0。未

采取避孕措施未怀孕8年，有强烈的生育要求。12岁月经初潮，既往月经规律。于1999年因左侧输卵管异位妊娠，行腹腔镜下左侧输卵管开窗术。之后出现月经后期，3~4天/35~40天，量较前明显减少，色淡红，无痛经。于2003年开始分别在北京多家医院就诊。2003年曾2次内分泌检查示雄激素偏高，服炔雌醇环丙孕酮片（达英–35）共3个月。之后曾用氯米芬+结合雌激素片、枸橼酸氯米芬片+结合雌激素片、来曲唑，肌内注射注射用尿促性素（HMG）或人绒毛膜促性腺激素（HCG）、阿拉瑞林（GnRH-a）促排卵，并于月经后期加服地屈孕酮片。上述方案均各用3个月，治疗期间可见成熟卵泡，但均未破裂。用黄体酮后基础体温仍为单相。配偶2年前精液常规检查未见异常。2008年9月行输卵管碘油造影示左侧输卵管积水，右侧输卵管通畅。2008年11月3日内分泌科就诊，口服罗格列酮4mg，每日1次，连用3个月。否认家族史，父母无高血压、糖尿病史。末次月经为2008年10月26日，此次量少，色如咖啡样。

[检查] 妇科检查：外阴为已婚未产型，阴道畅，子宫前位，常大，质中，活动可，无压痛，双侧附件未及异常，清洁度Ⅰ度，未见滴虫、念珠菌。体征：高雄激素表现，体形较胖（近1年来体重增加明显），多毛，乳房及脐下可见长毛，胡须重（近2个月明显加重），无痤疮，无黑棘皮症。辅助检查：沙眼衣原体、支原体及细菌培养均（–）。2003年2次内分泌检查示雄激素偏高，2008年10月29日查内分泌五项均在正常范围。空腹血糖4.63mmol/L，餐后1小时9.62mmol/L，餐后2小时10.77mmol/L（偏高）。胰岛素：空腹15.44μIU/L，餐后1小时87.92μIU/L，餐后2小时137μIU/L（均高于正常值）。甲状腺正常。2008年11月2日盆腔B超示：子宫未见异常，左侧附件可见3.8cm×0.8cm无回声，提示为左输卵管积水。双卵巢多囊样改变。

[西医诊断] ①继发不孕（左输卵管积水）；②多囊卵巢综合征（PCOS）；③黄素化未破裂卵泡综合征；④糖耐量低减、胰岛素抵抗、糖尿病前期。

[中医诊断] ①断绪（肾虚血瘀，湿瘀互结）；②月经后期（肾虚血瘀）。

[治则] 活血化瘀，利水通络。

[处方]

①内服方：桂枝30g，茯苓50g，桃仁10g，牡丹皮10g，赤芍20g，莪术

30g，蜈蚣 5 条，白芥子 10g，蒲公英 20g，穿山甲 10g，鹿角霜 10g，王不留行 10g，大戟 5g。

②灌肠方：桂枝 15g，皂角刺 20g，赤芍 30g，莪术 20g，蒲公英 30g，透骨草 30g，细辛 3g。

③同时配合中成药定坤丹及内分泌科给予的二甲双胍口服。

治疗 6 个月后，B 超监测输卵管积水消失，患者正常排卵，月经过期证实宫内妊娠。

按语：患者病情复杂，既有输卵管积水问题，又有多囊卵巢综合征排卵问题，怀孕心切，中医治疗须抓主要矛盾。患者一侧输卵管通畅，若监测同侧卵巢有排卵，应可受孕，但另一侧输卵管积水可能影响胚胎质量和子宫内膜容受性。西医主张受孕之前切除有积水的输卵管，但患者惧怕再次腹腔镜手术，愿以中药治疗。中医治疗，辨病与辨证结合，输卵管积水证属湿瘀互结，治法活血化瘀、利水通络，以桂枝茯苓丸加味，配合中药灌肠、外敷、中药离子导入、丹参注射液静脉滴注综合治疗，同时配合中成药定坤丹补肾、益气养血、活血通络。许老认为疑难病治疗须坚持守方，配合适当的西医治疗以调整卵巢功能，最终能获效。

小结 许老认为不孕症的诊治需要中西医结合，采用西医的诊断方法，如激素检测、输卵管造影、男方精液常规等来寻找病因，结合中医脉证辨证用药。但对于 10% 的不明原因的不孕夫妇来说，通过中医的脉证也能进行适当的调理，获得疗效。多数老百姓都知道"宫寒"是不孕的原因，实际上并非所有患者都是宫寒不孕，需要根据症状、舌苔、脉象来判别，证对方才对，药才能取效。

二、子宫内膜异位症、子宫腺肌病

验案 1 李某某，36 岁。

初诊：1998 年 10 月 26 日。

[主诉] 经期右下腹痛 3 天，月经中期下腹痛 4 天。

[现病史] 既往月经规律，12 岁初潮，月经周期 28~30 天，经期 3 天，经期无明显腹痛。1995 年 6 月因急腹症行右卵巢巧克力囊肿剔除术。术后半年

出现经期右腹股沟疼痛，需服止痛片，难以正常工作。

[检查] 盆腔B超示：子宫增大，点状回声，左卵巢见一4.2cm×4.0cm囊肿，壁厚。提示子宫腺肌病，左卵巢囊肿。患者体瘦，脉细弱。

[西医诊断] ①子宫内膜异位症；②左卵巢囊肿（巧克力囊肿？）；③子宫腺肌病。

[中医诊断] 痛经。

[中医辨证] 气滞血瘀。

[治则] 软坚散结，化瘀消癥。

[处方] 玄参10g，贝母10g，生牡蛎25g（先煎），三棱10g，莪术10g，海藻10g，昆布10g，夏枯草10g，鸡内金10g。

治疗5个月，平时服中药以上方为主，遇月经中期下腹剧痛，改服活血化瘀止痛方：党参15g，赤芍12g，川芎12g，莪术10g，葛根10g，三七粉3g（分冲），血竭粉1.5g（分冲）。经期服：生黄芪50g，当归10g，丹参30g，附片10g，三七粉3g（分冲），血竭粉1.5g（分冲）。

[治疗结果] 经治疗，患者第2次月经即感右下腹疼痛明显减轻，至第5次月经时疼痛已消失，月经中期下腹痛亦逐渐减轻，疼痛时间少于1天。1999年10月复查盆腔B超示：子宫大小正常，左侧囊肿缩至2.7cm。

按语：对于子宫内膜异位症、子宫腺肌病的治疗一般以活血化瘀为主，但许老考虑该患者病程较长，身体瘦弱，若直接攻逐难以使结节消散吸收，反易耗伤气血，故首以消瘰丸加海藻、昆布、夏枯草、鸡内金软坚散结为主，软化结节，配以三棱、莪术活血化瘀消癥。月经前期及经期则以活血化瘀止痛为主。考虑患者久病必虚，气愈虚血愈滞，故在活血化瘀、软坚散结基础上，适时加党参、黄芪补气行滞，并加附片温通胞脉。经上述三法加减出入，患者症状明显改善，B超复查囊肿缩小。

验案2 患者女性，32岁，已婚。

[主诉] 经行腹痛2年，下腹疼痛10个月。

[现病史] 患者为育龄女性，孕0，子宫内膜异位症术后10个月，术后慢性盆腔疼痛。月经11岁初潮，7~8天/26天，量中，色暗红，无血块，痛经不明显。2009年初开始出现经行腹痛，每于月经前2~3天开始，持续到月经第1天，并伴乏力、怕冷、腰酸等不适，无需服止痛药。末次月经为2010年

11月1日。现为月经周期第11天，下腹胀痛，伴腰酸痛，每于劳累、受寒、生气后加重，无发热，白带量可，色白，无异味、阴痒。时有胃部不适，食欲尚可，大便不成形，每日2~3次，小便可，入睡困难。曾服用活血化瘀止痛中药3周无效，后服理气调肝、健脾活血中药2周，附子理中汤4周，患者腹痛、腹泻均未能明显缓解。

[检查] 面部散在粟粒大小的红色丘疹，部分顶端有脓头，双乳房未扪及肿块，心肺无异常，腹软，未及明显压痛及反跳痛，麦氏点压痛（-）。妇科检查：外阴（-），阴道畅，宫颈光，子宫中后位，常大，质中，活动可，无压痛，双侧附件轻增厚，压痛（+）。分泌物镜检：清洁度Ⅰ度，未见滴虫、白色念珠菌。舌质黯红，有齿痕，苔薄白，脉细。

[辅助检查] 2010年6月12日子宫输卵管碘油造影：双侧输卵管通畅，左侧上举，盆腔弥散欠佳。2010年8月2日阴拭子衣原体培养、阴拭子支原体培养、阴拭子普通细菌培养均为阴性。

2010年8月3日 CA125：14.00U/ml。2010年11月9日盆腔B超示：左侧附件可见囊性包块，大小约3.5cm，考虑为卵巢巧克力囊肿。患者于2009年12月7日于某院行腹腔镜下右卵巢巧克力囊肿剥除术 + 子宫肌瘤剥除术 + 盆腔粘连松解术。

[西医诊断] ①子宫内膜异位症术后；②左巧克力囊肿；③盆腔炎性疾病后遗症。

[中医诊断] 痛经；妇人腹痛。

[中医辨证] 脾气虚弱，湿热瘀结。

[治法] 清热利湿，活血化瘀。

[处方] 葛根10g，黄芩10g，黄连15g，生大黄6g，黑附片15g，砂仁3g，炙水蛭10g。

[治疗结果] 患者服用上方后痤疮减，大便日2~3次，软便，腹痛减，故而守方加减治疗2月余，腹痛偶作，B超复查巧克力囊肿缩小至2.0cm×2.5cm。

按语：经过分析患者症状特点和治疗过程，有几点应引起注意：其一，脾阳虚应大便稀水样，而本患者大便次数多，黏腻不畅；其二，面部痤疮，色红有大量脓头；其三，曾按脾肾阳虚辨证，用过附子理中汤，反而引起腹泻加重。因此，许老认为患者证应属本虚标实证，本为脾虚，标为湿热。患者先天可有禀赋不足，加上手术本身的损伤，气虚可更盛，脾虚无力运化水湿，邪湿内停，日久郁久化热，湿热内蕴，湿性重浊黏腻，故周身乏力，湿热郁阻气血，不通则痛，湿热向上熏蒸则发为红色脓头丘疹，湿热困于肠道故大便不畅次数多，且服温阳药物更甚。治疗宜先清重浊黏腻之湿热，然后再宜补益脾气，方用葛根芩连汤加味，既要辨病，又要辨证。葛根芩连汤出自《伤寒论》第34条："太阳病，桂枝证，医反下之，利遂不止，脉促者，表未解也；喘而汗出者，葛根黄芩黄连汤主之。"方由葛根、黄芩、黄连、甘草组成。本方原是仲景治疗伤寒表证未解，医反误下，邪陷阳明致热利不止之方。此证候常被称为二阳合病，即太阳、阳明合病。方中葛根解肌清热，并升提阳明之清气，黄芩、黄连清泄里热，坚肠胃以止利，再加甘草甘缓和中，故不仅误下后的热迫下利可用，凡属湿热阻滞、表证未解诸证亦可选用。该患者表现为湿热下利，也是用过诸多的健脾温肾之方效不佳，考虑湿热不清，难以治本，故在葛根芩连基础上加附片和水蛭，寒热并行，攻补兼施，终能取效。

小结 许老治疗子宫内膜异位症虽活血化瘀法贯穿始终，但活血不忘扶正，并根据患者的年龄、体质、月经、症状及内膜异位的不同部位，因人而异，选方用药，避免了一味攻伐所带来的不良反应。

对于体质好、月经规律、以腹痛为主的患者，许老以活血化瘀止痛为主，但在大队活血化瘀药中必加补气扶正之品，以减轻久用攻伐药物而耗伤气血的作用。许老认为气愈虚则血愈滞，一味攻伐反而欲速不达，临床常选用生黄芪补气行滞，并能提高自身抗病能力。

对于月经提前、量多、形体消瘦的患者，许老一般以消瘰丸加味，他认为此方清热止血，软坚散结，可抑制子宫内膜生长，调整月经，减少出血，并软化结节。若患者体胖，虚寒体质，许老则选用桂枝茯苓丸温通化瘀，再加三棱、莪术增强活血化瘀作用。

对于卵巢巧克力囊肿患者，许老一般在上述辨证基础上加王不留行、穿山甲、路路通等活血通透之品。

若患者年龄接近绝经，许老则以知柏地黄丸与上几方合用，他认为知柏地黄丸能抑制卵巢功能，促进早日绝经。

三、盆腔炎（盆腔脓肿）

[验案] 许某，35岁，孕0。

初诊：2007年3月27日。

[主诉] 下腹痛15年，加重4天。

[现病史] 曾被诊断为肠易激综合征。半年前因腹痛、发热于外院行盆腔脓肿手术，术中发现盆腔严重粘连。术后下腹痛无明显缓解。20天前因劳累、受凉后盆腔炎急性发作，经抗生素治疗后好转。近4天月经来潮，量可，下腹隐痛，伴下坠感，少食即腹胀，喜温，食欲差，睡眠差，多梦，大便溏，每日3~4次，排便时腹痛。舌淡胖，边有瘀点，苔白腻，脉细。月经基本规律。

[查体] 面色淡白，弓背抱腹，步履缓慢，左下腹压痛（+），无反跳痛及肌紧张。

[检查] 妇科检查：左附件区可触及一大小约6cm×4cm包块，质韧，压痛（+），右附件增厚，轻压痛（+）。B超示左附件区囊性包块，大小5.6cm×4.6cm。

请西医妇科医师会诊，考虑有严重盆腔粘连症，半年内盆腔脓肿手术史，术后盆腔疼痛无明显改善，目前盆腔包块炎性可能性大，暂时不考虑再次手术，建议保守治疗。

[西医诊断] ①盆腔炎性包块；②盆腔粘连症。

[中医诊断] ①癥瘕；②妇人腹痛。

[中医辨证] 阳虚兼湿瘀。

[处方] 阳和汤加减。

鹿角霜10g，肉桂6g，麻黄10g，炮姜6g，熟地20g，白芥子10g，生甘草10g，细辛3g，皂角刺10g，莪术20g，蒲公英20g，生黄芪30g，黄酒1两。14剂，水煎服。

二诊：下腹痛减轻，饮食、睡眠改善，大便次数仍多，觉咽干，口唇起疱疹，将上方麻黄减为6g，加炒白术30g、泽泻10g。14剂，水煎服。

三诊：患者步入病房，气色有红润之象，走路轻便，下腹痛明显好转，软便，每日1~3次，排便痛亦明显缓解。嘱续服1个月。

[治疗结果] 患者症状基本稳定，仅走路较久或月经来潮前稍觉下腹痛，

复查B超：盆腔包块4.6cm×3.3cm，较前有所缩小。后经桂枝茯苓丸加减善后，1年后复诊，B超盆腔包块2.3cm×2.5cm，患者欣喜之情溢于言表。

按语：对于盆腔脓肿的治疗，多数医家以清热解毒排脓为主，选用大柴胡汤、仙方活命饮、薏苡附子败酱散、大黄牡丹皮汤等，以凉药偏多。但针对该患者下腹坠痛，少食即胀，喜温，便溏，舌淡胖，边有瘀点，苔白腻，脉细，面色淡白等，辨证属阳虚血滞，许老独辟蹊径，采用阳和汤这一治疗阴疽名方，法温通活血养血，健脾利湿，调养奇经，在大队的温补药物基础上，仅用蒲公英一味清解之药，却能在短时间内取得独特疗效。

小结 许老认为，中医治疗盆腔炎性疾病后遗症有独特疗效。血瘀为其主证，兼虚证、寒证为多，故常以薏苡附子败酱散、桂枝茯苓丸、阳和汤、小建中汤等益气活血，温经散寒，化瘀止痛。并配合中药灌肠、热敷、理疗等中药综合治疗。

许老对盆腔炎治疗有以下几点看法。

（1）腹痛为盆腔炎的主要表现，但由于腹痛是患者自觉症状，查无实据，疼痛的强弱因人而异，与每个人的体质、对痛的敏感性有关，故不好明确判断疗效。

（2）慢性盆腔炎治疗中病情可以反复，只要每次反复时的症状均较前有所减轻即为治疗有效。

（3）对于慢性盆腔炎的治疗，中医应以活血化瘀为主，但现许多基层及年轻大夫只知用五味消毒饮等清热解毒之品，以西医观点来用中药。一方面，中药清热解毒作用难及西医，另一方面寒凉药易伤脾胃，降低人体免疫力，使病情更加难愈。

（4）慢性盆腔炎在治疗过程中不宜一味活血化瘀，过用易耗伤气血，降低正气，气愈虚，血愈滞，应适当加用扶正中药，可加强免疫力，提高脾功能，调理消化系统，一般用生黄芪补气活血。

四、闭经

验案 孙某，女，32岁，未婚。

初诊：2007年3月6日。

[主诉]停经7个月。

[现病史]患者16岁月经初潮，自初潮后月经时有后错，周期在30~90天，量偏少，色暗红，无明显痛经。近1年工作紧张，心情郁闷，出现月经稀发，4~6个月一行。末次月经为2006年8月，量少。现已停经近7个月。曾服中药治疗2个月，仍未行经。现感精神不振，腰酸乏力，手足冰凉，白带量少，大便偏干，2日1次。舌暗红，苔薄白，脉细。盆腔B超示：子宫偏小，子宫内膜厚5mm，双附件正常。查血雌二醇（E_2）偏低，催乳素（PRL）升高，睾酮（T）、促卵泡生成素（FSH）、黄体生成素（LH）均在正常范围。垂体核磁未见明显异常。

[西医诊断]①继发性闭经；②高泌乳素血症。

[中医诊断]闭经。

[辨证]肾虚精亏，肝气郁结。

[治则]温肾填精，养血疏肝。

[处方]仙茅10g，淫羊藿10g，巴戟肉10g，鹿角胶10g（烊化），紫河车20g，菟丝子30g，枸杞子20g，沙苑子20g，山萸肉10g，当归30g，白芍15g，香附10g，益母草25g，炒麦芽30g，柴胡10g，鸡血藤25g。14剂，水煎服。

二诊：服药后精神状态明显好转，大便正常。继续服上方14剂。

三诊：服药后小腹胀，白带增多，手足温，舌质正常，脉细略滑。此为药物奏效、月经将至之征兆，当因势利导，增加活血通经之力。

[处方]桂枝10g，桃仁10g，䗪虫10g，赤白芍各10g，花粉10g，牛膝10g，丹参30g，红花10g，香附10g，益母草25g，川断30g，当归10g。

[治疗结果]患者服上方7剂后，月经来潮，量偏少，色黯红，小腹坠痛，带经4天净。舌质正常，脉沉细。月经第3天复查E_2仍偏低。PR1、T、FSH、IH均在正常范围。继续用初诊方化裁调理。用药2个月后，月经来潮。期间自测基础体温有双相改变。此后守原方案治疗3个月，月经正常来潮，患者于2008年初结婚，2009年3月顺产一男婴。

按语：患者先天禀赋不足，肾气虚弱，天癸晚至，故初潮晚，再加之工作压力过大，情志不遂，肝失条达，肝郁血虚，加重肾精亏虚、冲任不足，使血海不能按时满盈，故周期延后，经量少，渐致闭经；肾虚鼓动无力，故精神疲惫，腰酸乏力；肾阳不足，失于温煦，则手足冰冷；肾精不足，故白带量少，大便偏干。本案闭经合并高泌乳素血症，主要病机为肾虚肝郁，冲任失调，治疗应在补肾基础上疏肝理气。许老在补肾填精、调养冲任基础上加用炒麦芽降低血泌乳素水平。

小结 许老认为，闭经当以肾虚论治，通过补肾调经，达到调整卵巢功能、促进排卵的目的。单纯气滞血瘀一般不会引起闭经，只有在肾虚前提下，受环境、精神因素等影响，方可形成闭经，故理气活血通经只能作为闭经治疗过程中的一种手段，而调整卵巢功能、促排卵仍须补肾。根据患者体质和症状不同，临床一般可分为肾阴虚、肾阳虚、肾虚痰湿三种证型。

具体治疗思路：一般初诊闭经患者，应审其有无月经来潮之势，若白带较多，乳房胀，小腹坠胀，脉滑或B超示子宫内膜增厚，可选用瓜蒌根散通经；若闭经患者无月经来潮征象或经过活血通经，月经来潮后则按肝肾阴虚或脾肾阳虚或肾虚痰湿辨证用药，调整卵巢功能，促排卵。闭经多由多囊卵巢综合征、高泌乳素血症、黄体功能不足等病变引起。由于症状及病理变化各有其特点，可在辨证的基础上选择有针对性的药物加以治疗，辨证与辨病相结合，以提高治疗效果。

许老治疗闭经，当归、益母草用量均在20~30g，以期活血通经。治疗过程中一般以通补交替。因闭经患者多无白带，若治疗后白带增多，乳房及小腹胀，或做B超子宫内膜增厚，为治疗有效，可用活血通经一周或用黄体酮促经。

五、功能失调性子宫出血（崩漏）

验案 田某，48岁。

初诊：2005年12月20日。

[主诉] 阴道不规则出血50余天。

[现病史] 患者平素月经规律，14岁月经初潮，4~5天/30天，量中等，色鲜红，痛经（−）。末次月经为2005年8月10日，量、色正常。此后月经未行，10月底开始阴道出血，开始量少，色红，1周后出血量增多，与既往月经量相似，色黯，有血块，无腹痛，数天后血量稍减少，但一直淋漓不断，自服云南

白药等止血药，出血仍未止。近期因劳累，阴道出血量又增多，色鲜红，无腹痛，为求治疗来我院。现患者阴道出血，量中等，色鲜红，无明显腹痛，自觉头晕、心慌，乏力。食欲、睡眠可，大小便正常。舌质黯淡，苔薄白，脉滑数。

[西医诊断] 功能失调性子宫出血。

[中医诊断] 崩漏。

[辨证] 肾虚血热。

[治则] 滋阴清热，调经止血。

[处方] 犀角地黄汤加减。水牛角粉30g（包煎），白芍10g，牡丹皮6g，生地10g，墨旱莲15g，茜草10g，菟丝子30g，海螵蛸30g（先煎），女贞子15g，龙葵10g，山药10g。

二诊：服药7剂后阴道出血止，舌质淡，苔薄白，脉细，自觉口干，大便干。考虑患者年届48岁，天癸渐衰，肾阴渐虚，遂改用滋阴补肾调经中药善后。

[处方] 知柏地黄汤加减。知母10g，黄柏10g，生地20g，山药10g，山萸肉10g，茯苓20g，白术15g，泽泻10g，白芍10g，菟丝子30g，当归10g，川芎10g。

[治疗结果] 患者经中药治疗1月余后，于2006年1月底月经正常来潮，带经5天干净。随访半年，月经时有后错，经量、经期未见异常。

按语：患者年近七七，肾阴亏虚，阴虚生内热，热迫血妄行，致使经血不能如期而止。加之劳累，更损冲任气血，致使气血不足，不能上荣，则见头晕、心慌、乏力。冲任不固，血不归经，出血日久，阴虚内热，故脉滑。综观脉症，病位在冲任胞脉，病性为虚实夹杂，证属肾阴虚内热。方选犀角地黄丸合二至丸加减，方中水牛角粉、牡丹皮、龙葵清热凉血；生地、白芍养阴生津，清热止血；二至丸、山药滋养肾阴；茜草、海螵蛸清热收涩止血；菟丝子补肾调经，又可防清热之品过于寒凉，以防留瘀。崩漏治疗在塞流澄源血止后，复旧善后则拟治本补肾滋阴降相火，方用知柏地黄丸加味。

小结 中医治疗功能失调性子宫出血分出血期和调整周期两个阶段。出血期辨证一般分气虚、血热和血瘀三型。

如何把握这三型的辨证要点呢？许老认为出血期的脉象应是辨别气虚、

血热的关键，脉率不能作为辨证依据，血瘀辨证应以症状为主。

历来中医描述血热的典型症状，多为血色鲜红，面赤口干，尿黄便干，舌红等，但在妇科临床发现，部分血热出血患者并无上述症状，而因出血量大，病程长，就诊时常表现为一派贫血征象，如面色苍白，颜面下肢浮肿，头晕乏力，舌质淡嫩等，若仅以全身症状加以辨证，会将一部分阴虚血热患者误辨为气虚证。故许老出血期的辨证以脉象为主，尤其是脉力和脉形，而症状和舌象只作为参考。一般来讲，脉细数有力或细滑者，属血热证；脉数而无力，脉来沉微者，属气虚证。

数脉中医常归于热证，但在崩漏病中，数脉亦可见于气虚证，因为大出血或长期出血患者易造成继发贫血，使心脏搏动代偿性加快，脉率也随之增加，因此，脉率不能作为辨证依据，只有脉力，才是辨证的关键。

对于血瘀的辨证，许老认为脉象和舌象均无特异性，涩脉在妇科临床很难见到，相当于西医学的短绌脉，多见于心脏病，舌质暗也可有可无。血瘀辨证应以症状为主，其症状特点有三：①出血时多时少，色紫黑有块；②小腹疼痛，块下痛减；③少量出血，久治不愈。通常辨证用药 10 剂左右出血应止，若疗效不好，应考虑血瘀证。

对于长期无排卵型功能失调性子宫出血或长期使用雌激素治疗的患者，其子宫内膜常发展为增生过长或腺瘤样增生，实验证实，中药活血化瘀可改变子宫内膜形态，故无论出血与否，均应选用活血化瘀之品（生化汤、失笑散、桃红四物汤等）治疗一段时间，然后再调周期、促排卵。

出血停止后，应进一步调周期，建立卵巢功能。根据中医理论经病之由，其本在肾，调周期应以补肾为主，针对患者体质和症状不同，临床一般按肾阴虚、肾阳虚和肾虚痰湿三种证型辨证论治。

六、卵巢早衰

验案 沈某，女，38 岁。

[主诉]月经不能自行来潮 2 年，停经半年。

[现病史]患者因婚姻破裂，精神受挫，致使月经逐渐错后，近 1 年月经不能自行来潮，开始用黄体酮可促经，近半年用黄体酮亦无效。患者面部潮热，性情急躁，曾请几位老中医治疗，均因"上火"而放弃。

[查体] 颧红，脉弦。内分泌检查 FSH 升高，E 降低。

[西医诊断] 卵巢早衰。

[中医诊断] 闭经。

[辨证] 肝郁肾虚。

[治则] 补肾调肝，调理冲任。

[处方] 四逆散加味。柴胡 10g，枳实 10g，赤芍 10g，生甘草 10g，丝瓜络 15g，薄荷 10g，青蒿 10g。

二诊：躁热减，原方加丹参 30g、当归 10g、桃仁 10g，继服 7 剂，患者述白带增多，拉丝度长，排卵已出现，改以调冲方调补肝肾，服药 14 剂，月经来潮，量色正常，带经 6 天。

按语：患者的闭经有明显的情志因素，因情志不舒，郁而化热，肝经郁热，阻滞冲任，血海不能充盈所致，参考患者曾用黄体酮而月经不能来潮，说明子宫内膜极薄，不应通经，故给予四逆散加丝瓜络宣通郁滞，薄荷、青蒿清热舒郁，7 剂药后，述躁热症状减轻，原方加丹参、当归、桃仁活血化瘀，促排卵，很快取效。之后以补肾调肝治本。

小结 许老治疗卵巢早衰一般以补肾调肝为主，多选用自拟方调冲方加减。

七、先兆流产

验案 宋某某，女，31 岁。

初诊：2006 年 1 月 28 日。

[主诉] 妊娠 22 周，阴道少量出血 7 天。

[现病史] 患者 7 天前无明显诱因出现阴道少量淡粉色分泌物，不伴下腹疼痛，腰不酸。有时口干，口渴，饮食正常，大小便正常。月经婚孕史：月经 5~7 天 /30 天，量中，有血块，痛经(−)。孕 2 产 0，人流 1 次。21 周 B 超：宫内孕，单活胎，符合孕周。

[西医诊断] 孕 22 周，先兆流产。

[中医诊断] 胎漏。

[辨证] 肾虚不固。

［治则］补肾固冲安胎。

［处方］寿胎丸加味。桑寄生10g，菟丝子50g，川断10g，当归20g，生白芍30g，麦冬15g，生地30g，生甘草10g，白人参30g，山药20g，阿胶10g（烊化）。

二诊：出血减少，患者症状缓解，宜守方，在上方中加补肾之品以补肾安胎。

［处方］桑寄生10g，菟丝子50g，川断10g，当归20g，生白芍30g，麦冬15g，生地30g，生甘草10g，白人参30g，山药20g，阿胶10g（烊化），鹿茸3g。

［治疗结果］经治半个月余，阴道出血渐平，足月顺产。

按语：患者孕22周，阴道少量出血7天，西医诊断为先兆流产，多数先兆流产发生在早孕期，该患者发生虽在中期妊娠，但通过辨病辨证仍为中医胎漏的肾虚冲任不固这一常见证型，故治疗仍沿用传统的寿胎丸加味，以安胎为主。二诊患者出血主症改善明显，但仍以肾虚为本，治疗加入鹿茸血肉有情之品以加强补肾固冲之力，最后取效。

小结 许老认为治疗先兆流产重在脾肾。肾为先天之根，主生殖，肾虚则胎元不固；脾为气血生化之源，胎赖血营养，脾虚则化源不足，胎失所养。故保胎应重于补脾肾，而凉血清肝属治标，适用于妊娠早期有胎热痰火等早孕反应者，待胎火平息，出血止，仍应补益脾肾，养血安胎，此为保胎根本治疗方法。

许老保胎以寿胎丸补肾安胎为主，加党参、山药补脾益气，白芍、甘草缓急止痛。

加减：腰酸明显，加菟丝子50g；腹痛明显，白芍加至25g；血虚或习惯性流产，党参30~100g；大便难，肉苁蓉10g；小腹胀痛，制香附10g、苏梗10g；血分有热，黄柏10g、生地10g、苎麻根10g；出血时间长，易感染，桑叶10g；脉滑有力，有胎热者，不用党参、山药，加黄芩10g、莲房炭10g。

书中皆谓黄芩、白术为安胎圣药，但许老认为应辨证使用，用之不当效果不佳。脾虚气血不足、便溏者可用白术，胎气过热选用黄芩，但其苦寒易伤阴。

八、妊娠咳嗽

验案 周某某，女，31岁。

初诊：2005年12月。

[主诉] 孕2个月，咳嗽1个月。

[现病史] 停经36天查尿妊娠试验（+），1个月前不慎着凉，出现咳嗽，自行服用中成药，咳嗽未平。2005年5月11日B超检查：宫内早孕。咳泡沫痰，难咯出。发病以来，无发热，无恶寒，无下腹痛，无阴道出血，白带正常，饮食正常，大便干，小便正常。

[月经婚育史] 患者既往月经规则，7天/30天，量中等，色红，无痛经。末次月经为2005年10月9日。孕3产0，人流2次，2004年末次流产。

[西医诊断] 早期妊娠合并上呼吸道感染。

[中医诊断] 妊娠咳嗽。

[辨证] 阴虚。

[治则] 养阴润肺，止咳化痰。

[处方] 自拟方。白沙参15g，麦冬10g，大贝母10g，清半夏10g，百合10g，款冬花10g，白果10g，乌梅10g，枇杷叶10g，黄芩10g。

二诊：7剂药后，咳嗽减，仍守方进退：白沙参15g，麦冬10g，大贝母10g，清半夏10g，百合10g，款冬花10g，白果10g，乌梅10g，枇杷叶10g。

[治疗结果] 1周后家属告知病愈。

按语：患者主因"孕2个月，咳嗽1个月"就诊，中医诊断为"妊娠咳嗽"。西医诊断为早孕合并上呼吸道感染，因患者妊娠期不愿采用西药，采用中医治疗，证属阴虚，故治以滋阴润肺，化痰止咳，佐以清热中药加减。二诊患者咳嗽大减，故治疗不离辨证之本，去清热之黄芩，以养阴为主，最终取效。本案体现了中医妇科辨病辨证结合，妊娠病重在"养阴"的原则。

九、难治性阴道排液

验案 朱某某，女，39岁。

[现病史] 患者孕2产0，2次药物流产。2001年11月12日因"药物流产不全"行清宫术，术后出现阴道大出血，伴高热及下腹痛，服用克林霉素

及新生化冲剂14天后阴道出血干净。此后出现经期延长，持续13~15天方净，经常出现下腹隐痛，腰酸痛。2005年因不孕行宫腹腔镜探查，术中示宫颈内口组织较硬，有阻力，宫腔镜无法进入；盆腔粘连，右侧输卵管梗阻；大网膜黏于左侧膀胱腹膜返折处，与乙状结肠一起覆盖左侧附件。2006年子宫输卵管碘油造影示：宫腔形态异常，左输卵管伞端粘连、积水，右侧输卵管梗阻。2007年3月出现经前半个月阴道排液，呈透明水样，无异味，2~3小时湿透一片护垫，久坐起立后排出量增多，持续至月经来潮。经北京某医院行宫腔镜检查，发现距宫颈内口3cm处见一假道，四壁光滑，因假道底端距子宫浆膜层仅0.2cm，未予处理。2007~2010年分别5次于某医院行试管婴儿，均以失败告终。

患病期间，曾于北京及外地多家医院就诊，历经宫腹腔镜、子宫输卵管碘油造影、试管婴儿、抗生素及人工周期等多种诊疗手段，均未改善症状，未能怀孕。2011年3月14日为治疗下腹痛、阴道排液、经期延长等症状就诊于本院。当时患者下腹隐痛，喜温，拒按，伴有腰酸，阴道排液，呈水样，清稀无味，经期延长13~15天。患者面色苍白，瘦弱无力，自觉乏力明显，怕冷，食欲及睡眠可。大便正常，夜尿多，舌质淡黯，边有齿痕，脉细弱。经中药温肾健脾、祛瘀除湿之法治疗2个月后，症状明显缓解，下腹痛减轻，阴道排液量减少，由2~3小时湿透1片护垫减为1天仅用2片护垫，经期也恢复至7天，量色正常。此次为进一步巩固治疗，并为治不孕寻求最佳诊治方案于5月10日住进本院。

末次月经为2011年4月30日，带经7天。近2天阴道时有排液，量少，每天只用2片卫生巾。无下腹痛，饮食及大小便正常。

[检查] 妇科检查：外阴为已婚未产型，阴道畅，宫颈光滑，子宫前屈位，正常大，质中，活动可，无压痛，左侧附件轻度增厚，无明显压痛，右侧附件无增厚压痛。清洁度Ⅰ度，未见滴虫、念珠菌。

[西医诊断] ①盆腔炎性疾病后遗症；②阴道排液；③月经失调；④继发性不孕（左输卵管伞端粘连、积水，右侧输卵管梗阻）。

[中医诊断] ①经前泄水；②经期延长；③断绪。

[辨证] 脾肾阳虚，湿瘀互结。

[治则] 化瘀利水，温补脾肾。

［处方］桂枝30g，茯苓100g，牡丹皮10g，赤芍20g，桃仁10g，三七粉3g，蜈蚣5条，生黄芪30g，鹿角霜10g，巴戟天10g，鹿茸蜡片3g（单煎），白英50g。

［治疗结果］配合中药灌肠、热敷等治疗3个月后阴道排液基本消失。

按语：患者病情较为复杂，经西医多方诊治症状不能缓解，今求助于中医。作为中医大夫，应善于从复杂的症状和体征中收集相关信息，四诊合参，辨证论治。患者形体瘦弱，素体阳虚，加之堕胎及多次检查和手术又加重体虚，气不摄血则经期延长，气虚不运，水液停留则阴道排液，质稀无味，气为血之帅，气虚推动血行无力，故血行瘀阻于冲任胞脉，不通则痛，发为下腹隐痛。平素怕冷、乏力、夜尿多，舌质淡黯，边有齿痕，脉象细弱，均为脾肾阳虚之象。故病位在冲任胞脉，病性为虚实夹杂，证属脾肾阳虚、湿瘀互结，治宜温肾健脾，祛瘀除湿。选方重在化瘀利水调经，佐以温补脾肾。以张仲景之桂枝茯苓丸为主方，桂枝温通血脉，导引三焦，为君药，配合淡渗祛湿之茯苓、活血化瘀之桃仁、牡丹皮、赤芍、三七粉及蜈蚣，共奏祛瘀除湿之功效。白英取辨病论治之意，清热解毒抗炎，生黄芪健脾益气，鹿角霜、巴戟天、鹿茸蜡片温补肾阳。根据疗效判定，此方效果显著，本次治疗应继续守方，待症状彻底缓解后，重以温补脾肾收功。

诊余漫话

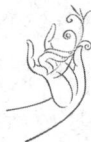

第一节　读书心要

　　读书学习从来就是获取知识、成材的必由之路。而且，随着社会的进步，终生学习的概念已经深入人心。许老非常同意作为一个中医临床工作者，终生读书，刻苦研读中医古籍是我们必须要做好的事。那么，如何选书、读书，下面是许老根据自己从医 70 多年的亲身经历所谈的一些心得体会。

一、选书：精泛结合

　　中医学博大精深，有 2000 多年的历史，自有文字记载开始至今，中医古籍浩如烟海，如何从中选择呢？许老根据自己的临床经验和读书心得，认为以下书籍属于必须精读的中医古籍：中医基本理论宗《黄帝内经》《难经》；杂病宗仲景书《伤寒论》《金匮要略》；温病宗吴瑭《温病条辨》；本草宗《药性赋》。精读的书籍必须熟读、熟记，条文务求烂熟于胸中，必须反复读，一生中不断地重复读精读之书。读书过程中，要注意反复与临床印证，才能真正理解和掌握经典的含义。在精读的基础上，选择各个历史时期著名的医学书籍进行泛读，其中包括医案、医话、心悟等书籍，这些书籍记载了作者读书临证的心得和真切感受，如金元四大家的专门著作，《医学衷中参西录》《景岳全书》《医学心悟》等书籍都可以作为泛读的材料，泛读的材料也要与临证合参方能真正有所体会，也才能通过体悟转化为自己的东西。

二、读书方法：从文化根基入手，学以致用

许老学习中医之路是由攻读中医经典开始的，即先读四大经典，再读后世百家。因为许老有 15 年的私塾学习经历，有较为深厚的古文修养，幼年记诵的《论语》等中国传统文化经典书籍的条文至今仍能朗朗上口。许老认为，中医学的发展从来就是根植在中国传统文化底蕴的肥沃土壤上的，所以，读医书之先，需将中国传统文化的功课补一补，补课之后，读经典书籍则变成一件相对容易的事，经典书籍的阅读需要时间和临床实践，采取循序渐进、学用循环（理论——实践——再理论——再实践）的模式，才是最为切实有效的方式。在熟读的基础上，每日必在临床实践的功课中反复揣摩，方能达到真正的掌握，融会贯通，才能有自己的定见。

三、打好古文基础，是读懂经典的奠基石

中医的几部重要经典医籍，均成书于秦汉时代，与当时诸子百家几乎同一时代，其写作的文体，表述的思想，无不渗透时代文化的墨迹，所以，打好基础，不仅利于掌握传统文化，增强自己的修养，而且对古代医籍的诵读、理解也变得相对容易。

四、读书务必用于临证，读书、临证相互印证

要真正做到理论与实践紧密结合，就必须学时想到用，用时回顾学。许老学医白天临证，晚上读书，交互循环，提高较快。这种边学边干、边干边学的方式，正是传统师承的优势所在，也是目前院校教育极为欠缺的方面。许老在"文革"前，白天临床，夜晚经常读书至深夜 12 点，那段时间，临床提高很快。

许老一生经历了几次"研修经典——回归临床"的循环过程，每次循环都有一次较大的提高，甚至飞跃。所谓"经典不厌百回读"，并不是指死读死记就能提高，而是要在每次研读之后，不断指导临床，在运用中加以印证，从而发现问题，再"回"到经典，温习、揣摩理论，这样经过"反复研读"，才能达到常读常新、不断提高的效果。

五、好记性不如烂笔头

读书必须记笔记，必须写学习心得。笔记和学习心得的范围较广，不仅使对所学知识的理解更准确、更完整、更深刻，而且能够促进更深层的学术问题的发现和思考，使读书效果由学习向整理提高、由传承向创新发展。

许老曾以"冲任督带与妇科的关系"为命题，写过若干经方在冲任督带理论指导下临床运用的文章，在广泛展示冲任督带及其方药临床运用价值的同时，对开阔自己运用经方于妇科的思路，与在冲任督带理论指导下提高灵活加减经方的能力等方面，受益良多。

六、教学相长

学习经典若能积极参与教学，则有助于对经典知识的系统整理与融会贯通。许老认为，有机会参与教学，特别是经典课程的教学，对于系统提高中医理论也是一个非常有效的方法。许老早年从南京中医药大学师资班毕业来京，因师资力量薄弱，曾经先后任教伤寒、内科、儿科、妇科，通过认真地编写教材，系统地备课温习，和针对疑问查阅资料，对中医学的有关学术体系有了更全面、具体的认识和理解，临床辨证论治的能力也有了较大的飞跃。

七、他山之石，可以攻玉

许老从事临床以来，除了对经典书籍的温故知新外，还喜欢读近代名医的医案、心悟等，并且善于从中学习。如他看到章次公治疗出血善用瞿麦、益母草，他也在现在的临床中用于功血患者；魏龙骧老先生用生白术治疗便秘，许老也常用于妇科诸疾伴见便秘的患者；张山雷用贯众清热治带下病，许老带下的方药中亦常加此药。

许老认为善用别人有效的经验，也是使自己少走弯路的一个好方法。

第二节　对培养中医人才的看法

许老学医从师承开始，也受益于师承，师承固然有早临床、多临床的优

诊余漫话

131

点，但也存在缺乏系统性学习的缺点。许老在他长达 74 年的临证历程中，有长达 40 余年的临床教学工作经历，因此，他对现行的中医教学体系培养中医人才非常担心，对教师、教材、教学等有许多独特的看法。

许老从医虽然从学徒始，但因为受益于盐城中医学校和南京中医学院的教诲，对学院式教育却又有独特的感情。从事医、教、研实践多年，他不仅有丰富的临床经验，也对临床教学工作有独特的认识。许老认为关于知识的陈述性和程序性二分类法，强调了基础知识与临床实践的密不可分，尤其体现了学习掌握中医妇科学知识的特点。通过理论—实践—再理论的螺旋上升式的过程，不断提高和更新中医妇科知识结构，最终使中医妇科的知识融会贯通于每位学习者思想深处。所以，中医妇科临床教学一开始就应该有二者并重，不可偏执一端的教学思维模式，亦即突出特色的临床知识讲解的同时加强专科临床见习实习实践。为了完成上述较高起点的教学任务，同时基于高素质的教师才能正确引导学生的前提，许老主张临床带教的教师必须具有丰富的临床经验，具备良好的表达领悟能力，工作在 10 年以上的中医妇科专科医生，带教期间则可安排经验丰富、病有专长的我科专家和老中医进行一定数量的教学查房，这样方能保证教学效果，达到教学目的，完成教学目标。许老认为从事中医教学的教师必须改变只从书本到书本的教学模式，每年从事临床工作的时间不少于 6 个月，闲暇之余应该经常研读中医经典著作，经常接受不断的理论—实践—再理论的螺旋式上升的认识训练，才能保证对中医的认识不断提高，才能在授课时做到言之有物。

许老非常反对八股文式的编排方式，现行的教材编写都是按病进行辨证论治，好像体现了中医的特色，但实则临床实用性非常差，因为证型和方药都是根据书本而写。随着时代的进步，现在各科临床上有不少非常有疗效的古方和当今医家经验方，都是医家历经由博返约、去粗取精而形成的，有非常好的临床实用价值，可以给学生作为重点推荐，使学生学而能用。教材编写中，中医疾病的主症也不能做成八股文，进行一系列的罗列。一个疾病的主症，可以为症状，可以为脉象，可以为舌苔，不一而足，应选用最具代表性、最能反映疾病实质的现象作为临床主症，而次症可以简要列出，例如妇科崩漏，出血期的脉象应是辨别气虚、血热的关键，而症状和舌象只应作为参考。历来中医描述血热的典型症状，多为血色鲜红、面赤口干、尿黄便干、舌红等,但在妇科临床发现,部分血热出血患者并无上述症状,而因出血量大,病程长,就诊时常表现为一派贫血征象,如面色苍白、颜面下肢浮肿、头晕乏力、舌质淡嫩等,若仅以全身症状加以辨证,会将一部分阴虚血热患者误辨为气虚证。因此,出血期的辨证应以脉象为主,尤其是脉力和脉形,而症状和舌象只应作为参考。

　　许老认为人的认知过程都有"先入为主"的特点,所以中医药大学的课程安排必须先中后西,而且强化中医的课程,从四大经典开始。只有让中医的概念深入学生内心后,才可以适当地开设西医学课程,否则很容易造成西主中随,而出现废医存药的危险。中医的教育关系中医未来的发展,中医院校的学生被西医学同化的现象非常令人担忧,师带徒方式是非常好的中医教育模式,但是带徒也缺乏规模效应,因此,学校教育更加需要从源头做起、做好。

第三节　医话精粹

一、出血期辨证应以脉象为主

　　综观各医家对崩漏的辨治,多以肾的阴阳失衡作为主要发病机制,以气虚、血热、血瘀作为出血期的辨证分型。由于崩漏是以子宫不规律出血为主要临床表现,故把握出血期的准确辨证是治疗成功与否的关键。

　　许老通过长期的临床实践,提出崩漏患者在出血期的脉象是辨别气虚、血热的关键。参看古今妇科教科书上所描述的血热症状,均为血色鲜红、面赤口干、尿黄便干、舌红等推理症状,但实际上在临床是很难见到。临床所见的崩漏患者,由于出血量大,病程长,就诊时多表现为一派贫血征象,如面色苍白,颜面、下肢浮肿,头晕乏力,舌质淡嫩等。如果一味套用教科书辨证,会将一部分阴虚血热患者误辨为气虚证,使治疗南辕北辙。许老强调,出血期的辨证应以脉象为主,尤其是脉力和脉形,症状和舌象只作为参考。一般来讲,脉细数有力或细滑者,属血热证,脉数而无力,脉来沉微者,属气虚证。在教科书中,常把脉数归于热证,但在崩漏病中,脉数亦可见于气虚证,因为大出血或长期出血患者易造成继发贫血,使心脏搏动代偿性加快,脉率也随之增加，因此，脉率不能作为辨证依据，只有脉力才是辨证的关键。

二、腹痛拒按属实，喜按属虚，并非尽然

腹痛拒按属实，喜按属虚，此为常理。然有些病例，尽管经血不畅，内有瘀滞，却往往喜按喜温。因揉按可促使瘀血排出，温热可使经血通畅，通则不痛。因此辨虚实不能一概以喜按喜温定论，应结合经血排出后腹痛是否减轻来分虚实。此外，有素体怯弱，气虚无力推动血行致经来不畅，血滞作痛而拒按，此为挟虚挟实的证型。更有极个别患者，同时出现喜按又拒按现象，此常见两种情况：一种为轻按则舒，重按则痛，多属挟寒挟瘀，寒轻瘀重；另一种为轻按则痛，重按反舒，多属兼瘀兼虚，瘀少虚甚。

三、血瘀认证论真伪

书上皆谓面色紫黯、目眶暗黑、舌质紫黯、舌边有瘀斑瘀点、脉涩属瘀象，但大多数血瘀痛经患者并无上述症状，需根据月经的期、色、量、质及腹痛时间和性质辨别虚实。另外血瘀呈涩脉，临床亦不常见。根据观察，经痛较甚时，脉常呈弦象，甚至弦劲有力。在剧痛昏厥时，脉反显细弱，此刻切勿因脉象细弱而误认为是虚证，虚痛多是隐痛，不致产生晕厥，而剧痛多是实痛，易产生昏厥。故切脉认证，尚需灵活掌握。

四、治疗癥瘕不宜一味攻逐

对于妇科癥瘕之疾（如子宫肌瘤、卵巢囊肿、子宫内膜异位症、炎性包块等）的治疗，应避免一味用大量破血消癥药攻逐，应适当配伍补气温通之品，以调动自身抗病能力。活血药过用易耗伤气血，气愈虚则血愈滞，欲速则不达。

五、肥胖人多阳虚

对于体胖痰湿盛的患者，古医书上记载应用苍附导痰汤治疗，验之临床，效果不佳。许老认为，此法为治标，非治本。痰湿是由于肾阳虚，水液代谢障碍引起，应在补肾阳的基础上，加用祛痰药物治疗。

六、慢性盆腔炎认证选方

许老治疗慢性盆腔炎常选用四逆散加味、薏苡附子败酱散、桂枝茯苓丸、阳和汤加减,问及适应证,谓:四逆散理气作用较强,对于少腹胀痛、大便干者可选用,同时配合丹参、三七、蒲公英等活血、解毒之品。薏苡附子败酱散清热解毒、利湿排脓作用较强,虽有附子性温热,但与败酱配伍此方则无明显寒热,附子可以温经通络,促进血液循环,使炎症吸收消散。桂枝茯苓丸活血力量较强,方子基本属于平性,稍偏温,尤适合虚寒体质。有盆腔包块者,常配合三棱、莪术活血化瘀消癥。阳和汤方性温热,适合虚寒体质、病变日久者。

若盆腔炎日久,已经长期中西药治疗,患者小腹隐隐作痛,盆腔炎症状并不十分严重,但全身呈虚弱状态,纳差,乏力,便溏等,可选用黄芪建中汤。

七、临证医话

许老用药变化灵活,因人而异,他认为现在许多西学中及中医学院毕业生,常用病来套药,畏热如虎,喜凉如怡,喜用凉药,怕用热药。如此看病,不能辨证论治,而按西医诊断治病,疗效很难提高。

西医认为中医理论抽象,为黑箱理论。许老认为中医理论不脱离实践,一联系临床就不抽象。科班学生一般先学理论课,然后上临床,需经过理论—实践—理论的反复学习过程,方可对中医有系统的认识。

西医认为:中医辨证是宏观,西医是微观。

许老认为:中医是宏观调控,微观调节,有时是超微观的。一些西医看不好的病,中医通过辨证能够看好。

西医认为:中医的脉,10个大夫摸10个样。

许老认为:典型影像10个大夫一个样,不典型的10个大夫10个样。我们脉象亦如此,典型脉象,诊断都一样,不典型脉象,诊断可不一样。中医以证测脉,以脉测证,脉象就更不一致。如肝郁证,脉不弦亦可写脉弦,许老一般根据实际脉象,脉不弦不写弦,但用药亦用疏肝药。

中医一定不能自卑,我们有我们的疗效。西学中的学生和中医学院毕业的学生总对中医持怀疑态度,不愿深入研究中医,故无法提高疗效。如果只是跟着西医后边跑,中不中,西不西,将来必定没有饭吃。

第四节　98岁高龄谈养生学

许老今年98岁高龄，但他依然精神矍铄，思路清晰，耳不聋，眼不花，肠胃无疾，吃嘛嘛香。每天出诊，每周查房，巡诊21张病床，一一给予诊治，调整处方，患者都亲切的称他为许爷爷，羡慕他如此健康的身体。多少人向他请教长寿秘诀，因为它太有说服力了。为此，许老将自己一生的养生体会归纳、总结公布于众，这宝贵的经验将造福百姓，一生受用。

一、养生原则

养生寄语

（1）积极向上的生活态度：要培养自身高尚道德，良好习惯，乐于奉献，永思进取，胸怀宽广，对人生和事业有理想、有信心，积极工作，乐于助人。

注：许老从医70余年，一生奉献给中医事业，除极特殊情况外，每天出诊，从不间断，至今仍活跃在临床第一线。他说，我只要能动就要为患者服务，对社会做出贡献，这样自己活得才有意义，有价值。他心态平和，为人和蔼，从不以专家自居，盛气凌人。身为国医大师，依然关心医学最新动态，向其他老专家、同行，甚至向我们这些徒弟、学生们学习，在临床中尝试。这种积极的生活方式会使机体处于良性循环，减缓衰老和退化。

（2）宠辱不惊：遇到天大的好事和坏事之时，都要泰然处之。

注：许老多年来来科里查房，日复一日，年复一年，感觉中许老总是那么温和慈祥，笑眯眯得，从未见他发怒或冷脸对人。他常说一句至理名言：活着就是胜利，生气自己吃亏。他被评为北京市名医、国医大师时未见他洋洋得意，盛气凌人，晚辈们忙于工作照顾不周或等待查房没人陪伴时他也从不抱怨，不给别人产生压力。正因为如此，所有认识他的人都非常尊敬、爱戴他。大家都有一个深刻感觉，每次见到许老，不见他衰老，反而越来越有大家风范，慈眉善目，好似活菩萨。

（3）抗衰防老要做早，中年抓紧很重要。30~50岁，要操劳适度，情志畅达。注意调节饮食，定期检查身体。要有好的生活习惯。

注：许老60岁以后每天坚持一勺西洋参、三七粉，二支杞菊地黄口服液。他认为西洋参可提高免疫力，强壮心脏功能；三七粉可通血脉，防止动脉硬化；杞菊地黄口服液可看作身体黏膜保护剂，并可保护视力，防治眼花、耳鸣、头晕。坚持不断，持续至今，其效果不言而喻。

二、饮食养生

许老饮食很简单，但也很讲究科学。他有以下观点。

（1）要想身体好，每餐七分饱。

（2）过剩的食物还会发酵、腐败，产生各种有害毒素，引起胃肠功能紊乱。饱食胃肠需要的供血量增加，造成心脏、大脑供血不足。

（3）早食好，午食饱（七分），晚食少。

（4）饥不暴食，渴不狂饮。

（5）五味不过偏，能做到五味的合理搭配，就能保持健康。酸入肝，辛（辣）入肺，苦入心，咸入肾，甘入脾。酸味多伤脾，苦味多伤肺，辛味多伤肝，咸味多伤心，甘味多伤肾。

（6）食不厌杂：细粮、粗粮、肉类、禽蛋、奶类、蔬菜、水果合理搭配。

（7）原汤代原食：汤内水溶性 B 族维生素占原食物的 50%，喝原汤能将流失在汤内的 B 族维生素再喝回来。

（8）中老年人要减少高脂类、高糖类食品的摄入，肥胖是由过食肥甘厚味引起的，肥胖会引起痛风、糖尿病、高脂血症、脂肪肝、胆囊炎、胆石症、高血压、冠心病，可谓百病之源。对于妇女来说，肥胖还可引起月经不调。如果长期缺少脂类，身体对脂类代谢能量降低，也能导致血脂升高。对于高脂、高糖食品，总的原则是适量摄入。注意低糖低脂，糖和脂肪一样，也是人体必须的营养物质。

（9）饮食宜清淡，少吃盐，每天控制在 4g 以下。钠离子与钙离子在人体内互相拮抗，盐的摄入量越多，从尿中排出的钙也越多，钙的吸收率降低，少吃盐就能补钙了。

（10）不喝冷水：冷饮会降低人体局部体温，反易致人体代偿性产热增多，从而加重热量蓄积。

（11）药食同源：药物和食物本来是相通的，治病养生不仅可以通过服药来完成，饮食调养也可以达到同样的目的。

三、情志养生

许老能做到心态平和，荣辱不惊，是因为他有自己一套正确看待世间事物的理念，一辈子修身养性，最终达到精神修养的最高境界。中医讲，勤动脑体不动心，心一动五内（五脏）俱焚。愉悦的情绪可以使机体气血通畅，正常运转、不瘀结，否则会气血紊乱，疾病缠身。以下就是他总结的情志养生经验。

（1）拿不起放不下是下等人，拿得起放不下是一般人，拿得起放得下是了不起的人。

（2）养生靠自己，德靠自修，神靠自养，趣可自寻，忧靠自排，怒可自制，喜靠自节，怒靠自息。

（3）清心寡欲，淡泊名利，权力财富，身外之物。

（4）要有求同存异的宽广胸怀，才有利于健康。人有不同的性格，不同的要求，所以做人做事很难尽如人意，不能让人人都满意。

（5）心胸坦荡荡，身体健壮壮；心情乐悠悠，身体雄纠纠。

（6）心理性疾病，还须从心理方面来医治，不然服药也是空服药。

（7）当遇烦心事时，切不要自寻苦恼闷在心里，一定要通过适当途径，使之发泄出来，如大哭一场。

（8）人要拥有爱心，爱是奉献，又是付出，爱是相濡以沫，真情实意。

（9）与人为善，乐于友好相处，心中就常有愉悦之感。宽容显示着气度和胸襟，更是人格坚强和有力量的表现。一个不会宽容，只会苛求于人的人，其心理往往处于紧张状态。乐观是一种积极向上的性格，它可以激发人的潜力和活力，克服消极、悲观情绪，淡泊使人的心态始终处于平和之中，一切有损于身心健康的因素都将被击退。

（10）宽厚待人，严于律已；谅人之过，念人之功；助人之短，扬人之长；怜人之苦，济人之急；于人方便，于已方便。

（11）我亏人是祸，人亏我是福。

（12）万事不可执一，应该有节制，不可过偏。百病皆生于气。

（13）天下最大的祸患莫过于不知足，最大的罪过莫过于贪得无厌。

（14）人的生命是有限的，而知识是无限的，以有限的生命追求无限的知识，势必神伤。万事当以尽人事知天命，不必强求，此乃明智之举。

四、运动养生

（1）生命在于运动：适量运动可使机体保持活力、健康和魅力，促进血液循环和呼吸功能，使大脑细胞得到充足营养和氧气。"流水不腐，以其游故也；户枢不蠹，以其运故也。"每周至少4次运动，每次30分钟以上，可选择步行、跳舞、爬山、太极拳等。

对于中年人运动需要强调的是，这个年龄的关节已有些退化，关节囊内润滑液减少，肌肉有些僵硬，心血管功能不是那么强壮，一定要避免剧烈运动，行动放缓，运动前要做准备活动。常有些人因为行动过快、运动过猛造成关节错位，甚至摔倒而骨折；因过度步行造成下肢静脉曲张或子宫、膀胱脱垂；因练瑜伽，过度抻拉，诱发颈椎和腰椎扭伤、椎间盘突出。记住，中年人运动的原则是适度，坚持不懈。不能三天打鱼，两天晒网。年老体弱的人，运动一定要适量，量力而行。老年人运动更应和缓。

注：极少见许老室外运动，但他坚持每日起床前做几项简单易行的保健运动：搓脸（干洗脸），梳头（干梳头），弹脑，转眼，叩齿，挺腹，提肛，全身拍打、按摩和梳理。他说这些简单运动既有助于全天精力充沛，又有利于身体健康，坚持不懈会受益无穷。很多健康长寿的老人均是守候这项健身法宝，效果非常显著。

（2）饭后（20~30分钟以后）百步走，活动九十九；要活九十九，饭后不要走（胃下垂患者，饭后非但不能走，还应平卧10分钟）。这两种说法都有道理，但适用于不同的人。

五、起居养生

（1）养生三少三多：少一点自我封闭，多一点人际交流；少一点羞羞答答，多一点大大方方；少一点担心疑虑，多一点坚定自信。人本身不仅有自然的属性，还有社会的属性。

（2）养成良好生活习惯：坚持身体锻炼，饮食有节，起居有常。食之无言，饮之勿语，卧之勿思，睡之勿虑。晨醒一分钟，手脚慢慢动；坐起一分钟，旋腹按摩胸，然后再活动；午夜喝一杯水，稀释血液以防血栓；早晨一杯水，排毒活血，润肠胃。但肾功能不好的人，要减量。

（3）午睡很重要：人体在经历了上午紧张的工作之后，适当的午休可以缓解压力，使身体放松，并能补充体力，尤其是夏天。健康的午睡以 15~30 分钟最为恰当。午睡最好的时间是在早上睡醒之后的 8 小时，以及晚上睡觉前的 8 小时。

（4）保持正确睡姿：正常的睡觉姿势应该是向右侧卧，微屈双腿，这样心脏处于高位，不受压迫，肝脏处于低位，供血较好，有利于新陈代谢，胃内食物借重力作用，朝十二指肠推进，可促进消化吸收。

（5）冷水洗脸，美容保健；温水刷牙，保护牙齿。

六、季节养生

春夏秋冬的变化是阴阳推移变化的结果，一年中每一季的长短是阴阳消长互用的结果。白天、黑夜的交替是阴阳变化的结果。人的养生要遵循自然规律，根据时令、气候变化选择合适的养生保健措施，以防患病。

七、常动脑，保持年轻心态

对于老年人来说，不能因为年纪大了而停止思考问题，这样只会加速躯体的衰老，勤于动脑对老年人保持年轻的心态、乐观的生活态度，以及对身体健康都是非常重要的。

薪火相传

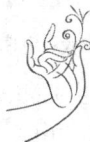

第一节 经燕跟师心得

一、月经病诊疗思路

（一）同病异治经期头痛

随许老门诊，遇二例经期头痛治验，同病异治，但疗效均很显著，随笔记下，以便今后总结、借鉴。

案1：郭某，经期头痛数年，伴小腹冷痛，形瘦脉细，舌质胖滑，就诊时正值经前。许老以养血平肝、化痰疏水通络之法：当归20g，白芍10g，天麻10g，姜半夏10g，白术30g，乌梢蛇50g，白蔻仁3g，茯苓20g。

按：方中以当归、白芍养血平肝，半夏天麻白术汤化痰镇静，乌梢蛇活血通络。服药后，复诊时称症状明显减轻。

案2：张某，经期头痛半年，每值经期乳房胀，急躁，头晕、头胀痛，脉弦滑。许老以疏肝清热、活血通络为法：柴胡10g，枳实10g，赤芍10g，生甘草10g，丹参30g，蜈蚣5g，薄荷10g，青蒿10g，丝瓜络10g，当归30g。

按：方中以四逆散加丹参、当归理气活血，蜈蚣、丝瓜络活血通络，薄荷、青蒿清郁热，疗效显著。

小结 两例分别为痰湿上泛及气滞血瘀所致。前者以半夏天麻白术汤加减，后者则以四逆散加活血药为主。许老治头痛，善用虫类药，在辨证的基础上，加乌梢蛇、蜈蚣以活血通络止痛。

（二）当归芍药散加味治疗甲状腺功能低下性闭经

许老治疗甲状腺功能低下性闭经，以当归芍药散加鹿角霜、益母草治疗。甲状腺功能低下（甲低）患者常有浮肿、乏力、怕冷、嗜睡、性欲低下、基础体温低下等脾肾阳虚症状，故许老用鹿角霜温肾阳，生黄芪、白术、泽泻、茯苓健脾利水，当归、川芎、白芍养血调经，益母草调经利水，可以改善甲低症状，待症状缓解，再以温肾养血调经之法治疗。

某患者甲低，月经过少，面部色素沉着，四肢浮肿，许老即以上述方药治疗。具体如下：鹿角霜 10g，当归 20g，白芍 10g，川芎 10g，白术 30g，茯苓 20g，泽泻 10g，生黄芪 30g，益母草 20g。

（三）治疗原发闭经或始基子宫的常用方

许老治疗原发闭经或始基子宫的常用方为：党参 20g，鹿茸粉 3g（冲服），何首乌 20g，枸杞子 20g，当归 30g，紫河车 10g，菟丝子 30g，丹参 30g，茺蔚子 20g，益母草 15g。

许老认为肾虚血亏、冲任空虚可致闭经。因肾主藏精，肾精的充沛是卵子成熟的物质基础，肾气的充盛是促使卵子发育成熟的条件，而精血同源，血气充盛，则有助于卵子的成熟。若肾虚，精亏血少，冲任虚损，则卵子难以成熟、排出，因此治疗应以补肾养血、调理冲任为法，在此基础上加丹参、益母草活血通经。

最近许老治疗一本院闭经患者，取得十分好的效果。从这一病例，反映了许老选方用药的精彩及中医辨证论治理论在临床应用的奇效。

一职工，38 岁。婚姻破裂对其精神刺激极深，致使月经逐渐错后，直至不能自行来潮，开始用黄体酮可促经，但逐渐无效，自觉面部潮热，急躁，脉弦，曾请多位专家治疗，总因服药后上火而放弃。4 月 9 日请许老诊治，许老认为患者为肝经郁热，冲任二脉受阻，血海不能充盈，故首以四逆散加味宣通郁滞：柴胡 10g，枳实 10g，赤芍 15g，生甘草 10g，薄荷 10g，青蒿 10g，丝瓜络 10g，7 剂。

服药后，述躁热减轻，原方加丹参 30g、当归 30g、桃仁 10g，既有理气活血之意，又可促排卵，又服 7 剂。服药 14 剂后，自觉白带增多，拉丝度长，热象减轻，说明已有排卵，故调补肝肾以助黄体功能，因患者偏于肝肾阴虚，故不用过于温补之品：柴胡10g，当归10g，白芍10g，山萸肉10g，菟丝子30g，川断30g，紫河车10g，制香附10g，益母草20g。

服14剂后于5月7日月经来潮，量、色正常，以温经活血为主：肉桂10g，当归10g，川芎10g，香附10g，益母草15g。

按：前边总结闭经用药规律，但具体问题应具体分析，患者用黄体酮不来月经，说明子宫内膜极薄，故不应马上通经。患者属肝肾阴虚之体，虽应调补肝肾之阴，但患者郁热之象明显，故许老首清肝经郁热，疏通瘀滞，使任通冲盛，血海充盈，反映了许老辨证用药之灵活、准确。

（四）肥胖闭经患者的诊治思路

许老谈到肥胖闭经患者的诊治思路时，认为：不排卵肥胖患者开始不胖，但随着闭经，逐渐发胖，中医认为肾虚为本，肥胖是标，故肥胖闭经患者应以补肾为主。若效果缓慢，可加一些活血化瘀、化痰之品，恐其肥胖，卵泡周围脂肪过厚，影响卵泡排出，应以上药消痰脂，刺激卵泡突破。

（五）同病异治经前痤疮

今遇两位妇女就诊，均为经前面部起痤疮，但处方却异。

案1：伴随经前乳房胀痛，痛经，白带多，阴痒，故许老认为属肝经湿热，以龙胆泻肝汤加减：柴胡5g，龙胆草5g，黄芩10g，栀子5g，生地10g，当归10g，泽泻10g，车前子10g，蚤休10g，赤芍10g。

案2：痤疮鲜红，月经提前，舌质偏红，故许老考虑为血热毒蕴，上蒸于面，以清热解毒、凉血活血为法。大青叶30g，马齿苋30g，赤芍12g，当归10g，生甘草10g，连翘20g，蒲公英20g。

这两则病例体现了许老同病异治、辨证为主的治疗原则，反对一病一方的简单治疗方法。

（六）更年期抑郁、忧虑症治疗

一患者，女，52岁，绝经2年出现烦躁，忧虑不安，失眠，头晕头痛，便秘，心悸，脉细弱，用氟哌噻吨美利曲辛（黛安神）治疗后稍有好转，因惧怕长期服用有不良反应，故要求服中药治疗，许老认为此证属肝郁不舒，处方：柴胡 10g，当归 10g，白芍 10g，丹参 10g，三七粉 3g（冲服），炙甘草 10g，柏子仁 10g，合欢皮 10g，淫羊藿 10g，仙鹤草 10g。

患者服药 7 剂后，自述有神奇效果，症状明显减轻，似中枢紊乱调整过来，只存在情绪激动时则嘴唇及手脚发抖。

（七）卵巢早衰的中医治疗

一患者，卵巢早衰，2 年来月经不能自行来潮，近半年服结合雌激素片，可按期来潮，烘热汗出，失眠，许老处方：仙茅 10g，淫羊藿 10g，巴戟天 10g，当归 10g，盐知柏各 10g，百合 10g，生地 10g，莲子心 5g，合欢皮 10g。

许老认为患者卵巢早衰，烘热汗出，已有更年期症状，体瘦，脉细，属肝肾阴虚，故用二仙汤加百合、生地、莲子心、合欢皮，患者失眠有所改善。

（八）通经几法

对于月经错后或闭经患者，在治疗过程中需要活血通经时，许老根据不同情况常选用以下几法。

（1）无明显寒热，体质好，用瓜蒌根散：桂枝 10g，桃仁 10g，䗪虫 10g，赤白芍各 10g，花粉 10g（养阴活血）。此方活血力量较强。

（2）若在调治崩漏、闭经、不孕等病过程中，打算促其月经，或基础体温单相但周期已长，需要促其月经，可用佛手散加味：当归 30g，川芎 10g，生牛膝 15g，红花 10g，益母草 15g，黄酒 1 两。

（3）人流术后月经过少、月经后期，经期时可选用养血通经之品：党参 30g，当归 30g，川芎 10g，熟地 10g，白芍 10g，何首乌 20g，香附 10g，生牛膝 10g，益母草 20g。

（九）治疗痛经验方

组成：防风 20g，当归 10g，川芎 10g，川乌 10g(久煎)，草乌 10g(久煎)，三七粉 3g（冲服）。痛甚者加血竭粉 2g。

防风，祛风胜湿止痛。川乌、草乌，祛水湿、散寒止痛，辛热，有大毒，须久煎 1 小时以上，过量或煎煮不当易引起中毒，出现心率下降、心律失常甚至室颤等情况。当归、川芎，活血化瘀，性温。

临床见许老将此方用于痛经患者，尤其是顽固性痛经（子宫腺肌病、内异症引起的经行腹痛）有奇效，因其具有麻醉止痛作用，同时又有温经活血通络之效，可促使宫内瘀血排出，故较西医止痛药更胜一筹。但应注意川乌、草乌的毒性问题，应久煎 1 小时以上，并避免与反药半夏、瓜蒌、贝母、白蔹、白及同用。此方最适合虚寒性痛经患者，不能久用。

（十）经期外感的治疗

妇女经期血室正开，体虚易于外感，若经期感冒，总的原则应为扶正祛邪。

许老治疗经期外感常以荆防四物汤为主，在养血调经的基础上疏散表邪。若外感同时伴有阴道淋漓出血不止，许老用木贼草 10g、黑芥穗 5g 治疗，木贼草可散风止血，黑芥穗入血分，散风凉血止血，二药相配，既疏散表邪，又达到止血作用。

若经期发热，许老常以小柴胡汤加减，因此方有扶正祛邪、解肌退热、调和气血的作用。

（十一）经期用肉桂、淫羊藿之意

临床常见许老经期用肉桂或淫羊藿或巴戟天，一直心存疑问，今问之，方得其中之意。肉桂有温经活血作用，对于月经量少不畅、血块多、小腹凉者用之；巴戟天、淫羊藿均有温肾之功，对于月经后错、阳虚之体可选用，巴戟天作用较平和，阴阳均补，而淫羊藿纯阳之品，温燥，阳虚甚者选用。

二、出血性病变的诊治思路

（一）经间期出血及经前少量出血

夏某，36 岁，经间期出血，经前少量出血，乳房胀痛，脉细滑。许老处方：柴胡 5g，当归 5g，白芍 15g，女贞子 15g，墨旱莲 15g，三七粉 3g，生麦芽 15g，益母草 10g。

许老认为经间期出血为阴虚血热所致，常用方为：女贞子 25g，墨旱莲 25g，三七粉 3g，当归 5g（止必兼行之意）。

若月经提前，经前少量出血，一般为肝郁气滞，以逍遥散加减；若伴腰痛，多次流产或产后，则属肝郁肾虚，加紫河车、菟丝子。

上方因属血热出血，故柴胡、当归及温燥之品少用，而白芍量加大，乳房胀用生麦芽以通络。

（二）功能失调性子宫出血（简称功血）

1. 肝肾阴虚型

马某，25岁，崩漏5年，病理显示子宫内膜增殖过长，曾用人工周期4次，用药月经正常，停药则反复，无周期，带经期长、量多。患者体瘦，白带多、质稠，脉弦滑。许老处方：

①柴胡10g，当归10g，白芍10g，山萸肉10g，紫河车10g，熟地10g，女贞子20g，川断30g，香附10g，益母草10g。

②出血期：水牛角粉30g（煎汤代水），生地30g，生白芍15g，牡丹皮15g，三七粉3g，墨旱莲20g。

用药后，月经周期逐渐规律，带经期8天。

青春期功血患者，有一类身体消瘦，大便干，脉细弦滑，很典型的肝肾阴虚型，许老师常以上述①方调周期，②方止血，效果明显。黄体期温阳药仅用巴戟天而避免过用助阳药。

2. 气虚型

今随许老师查房，得到以下几点收获。

（1）对于贫血，气虚血虚的功血患者，许老常用党参益气摄血，而不用生黄芪，生黄芪有益气活血作用，一般用于输卵管不通、盆腔炎、内膜异位等瘀血之证，取其补中有活之意。

如：患者张某，为功血、子宫肌瘤伴贫血，经治疗月经基本规律，现月经将净，舌淡暗，脉细。许老处方：党参60g，三七粉3g，当归10g，白术30g，枳壳15g，益母草15g，茜草10g。

（2）经期，许老对有阳虚之证的患者常用肉桂或巴戟天，以温经活血通经。

（3）对于脾胃不好的贫血患者，党参不宜用量过大，否则容易胀气、胃满。

3. 经期延长验方

黄某，带环后经期延长半年，每值经期经血持续2周左右，形体瘦弱。许老在经期以桃红四物汤活血通经，月经通畅后用生黄芪50g，当归20g，三七粉 3g，山萸肉 10g，桑叶 20g（或加茜草、乌贼骨）。经治疗，经期缩短至 7~8 天干净。

许老用上方治疗经期延长、淋漓不止者有显效。他认为经期延长属气虚血瘀，气虚不摄，血瘀，血不归经则出血不止，故用党参或黄芪益气固冲。若贫血明显者用党参，轻度贫血或无贫血者用生黄芪，当归活血，三七活血止血，出血量大者用墨旱莲、山萸肉，后者补肾阴而又能收敛止血，有促进子宫内膜修复的作用。因出血时间长，易引起感染，故加用桑叶或墨旱莲等凉血止血药预防感染，有助于止血。

对于上环后或人流后，而出现出血不止的患者，许老也常用上方止血。治疗输卵管不通，许老用生黄芪而不用党参，因生黄芪不仅能益气，且同时有通利活血作用。一般用桑叶或蚤休、黄柏、白花蛇舌草等抗感染。经期延长者多用桑叶、蚤休，因其有凉血止血之效，桑叶作用平和，多用于胃肠不好者，蚤休清热解毒止血，但易伤胃，故仅用于胃肠功能较好者。

茜草、乌贼骨性平，有收涩止血作用，可适当加入。

若年龄大、产后、体虚、子宫肌瘤等，一般加枳壳、益母草、白术促进子宫收缩。

4. 对功血治疗的思考

临床见到一些功血患者，阴道反复出血，时多时少，日久不止。许老用中药辨证治疗 1~2 个月似不能见效，做盆腔 B 超显示子宫内膜厚，最终用黄体酮药物性刮宫，使子宫内膜同步脱落而止血。

最近跟随许老治过一个患者，颇有启发：马某，功血患者，经许老治疗，2 个月经周期都很正常，且有排卵。但第 3 个月，月经过后 7 天阴道又有出血，辨证治疗近 1 个月血不止，许老遂改用生化汤加味（考虑是否为子宫内膜过厚，用活血化瘀药促其同步脱落），用药后出血量增多，有血块，7 剂后未止，加枳壳、益母草促进子宫收缩止血，仍未止，嘱其做 B 超，当时考虑若子宫内膜厚，即用黄体酮，但结果为内膜厚 0.4cm，当时许老不在，我用许老经验方：党参 50g，当归 5g，三七 3g，山萸肉 10g，龟甲 10g 益气化瘀，补肾滋阴，促内膜修复，3 剂竟然血止。

对于以上临床实践颇有体会，总结有以下 5 点。

（1）对于功能性子宫出血的患者，若反复出血，用中药辨证治疗半个月左右不止者，要考虑到瘀血内滞，即子宫内膜厚，不同步脱落，要及时改用活血化瘀之剂如生化汤。

（2）但从马某病例来看，用活血药使内膜脱落后尚需及时改用促进子宫内膜修复之剂，否则内膜脱落后仍持续用活血药则使血管开放，不易闭合。

（3）实践证明，前边总结的许老治疗经期延长，属子宫内膜修复不好，验方确有显著疗效，应进一步加以总结。

（4）接受以上治疗患者的教训，对于阴道反复出血，时多时少不止，中药辨证治疗效果不好者，应及时嘱患者做B超观察子宫内膜厚度，若内膜厚即可改用黄体酮或活血化瘀药，行"药物性刮宫"，这样可缩短疗程，尤其是住院的患者。血止后，再用中药重新调整卵巢功能。

（5）在临床应借鉴西药有效的检查和治疗手段，以提高中医疗效，缩短疗程。

5. 功血一例辨治总结

最近见许老治一功血患者治疗全过程，颇有体会，记录下来，以便总结。

吉某，就诊时间为1998年10月24日。患者因阴道出血1个月余来我科就诊，许老根据辨证治疗1个月余，出血仍不能止，后住院，B超示子宫内膜厚，故给予黄体酮行药物性刮宫，用药后血止，给予中药及枸橼酸氯米芬胶囊50mg，连服5天，调排卵，但基础体温未上升，近1个月再次用黄体酮行药物性刮宫，出院前正值月经第7天，血量多，有血块，脉滑数，若按许老辨证观点，脉滑数、有血块多属血热，应以犀角地黄汤加桃红止血，但患者体胖，面色㿠白，舌质淡胖，全身一派气虚之象，许老谓患者素体气虚，给予枸橼酸氯米芬胶囊50mg/日均不能促其排卵，说明卵巢功能极其低下，故尽量避免用凉药降低卵巢功能，许老处方为：党参100g，当归20g，三七3g，益母草30g。并嘱下月应用枸橼酸氯米芬胶囊100mg/日，加量促其排卵。

此病例采用益气化瘀止血法，属常中有变。

6. 功血治疗常中有变

今随许老在航天部医院出诊，遇两位中年妇女，同是阴道出血不止而辨证各不相同，"同病异治"。其中一个脉象属阴虚血热，但未用常法，属"常中有变"，对临床运用辨证论治又有进一步体会。

（1）张某，子宫肌瘤10年，停经4个月后阴道大出血，诊断为内膜息肉，术后出血一月余未止，脉细滑有力，体胖，浮肿。处方：生黄芪50g，当归20g，三七6g，桑叶20g，枳壳10g，白术30g，益母草20g。

虽脉细滑有力，但考虑体胖、浮肿，有气虚症状，诊断为子宫收缩不好，故用上方。

（2）孙某，小肌瘤，功血，出血量多近半个月，有血块，乳房胀，小腹隐痛，胸口痛，脉濡细。处方：柴胡10g，当归20g，白芍30g，丹参30g，三七3g，香附10g，益母草30g。

虽脉濡细，但气滞血瘀症状明显，故以疏肝活血为法。

以上两病例体会：尽管止血治疗以脉象为主，但临床亦应根据具体情况灵活应用，常中有变，不拘泥一法。

（三）党参100g治疗气虚明显的出血性疾病

患者刘某，45岁，子宫肌瘤，月经量多，经期延长，继发贫血，面色苍白，脉细，苔净，月经将净，许老处方：党参100g，当归10g，三七粉3g，紫草10g，墨旱莲20g。

许老对于气虚明显的出血性疾病，党参用量加倍，紫草在此方中作用为凉血止血，且可抑制肌瘤生长，并能反佐党参温性。

（四）血崩急需固脱

梁某，女，41岁，多发性子宫肌瘤，现值经期量多第4天，血块多，血流如注，头晕乏力，脉细。许老处方：党参100g，三七6g，益母草20g，当归6g，附片10g，阿胶10g，生甘草10g。

对于子宫肌瘤出血量过多的患者，中医应以益气摄血、温阳固脱之法。许老用参附汤为主，党参用大剂量100g。

（五）止血治疗应审因论治，慎用收涩药

许老治疗崩漏时，止血不主张用煅牡蛎、血余炭、地榆炭类收涩药。他主张辨证止血，气虚出血则补气摄血，血热则凉血止血，血瘀则活血化瘀。用炭类药易使开放血管凝固坏死。

三、带下病诊治思路

许老认为白带多主要有两种原因，一是炎症，二是体虚。前者西医检查有阳性指征，患者带下多，色黄、质稠、有味，伴阴痒，或色白如豆腐渣，治疗以清热解毒、利湿杀虫止痒为法。而后者检查无阳性指征，患者体虚，带下多，色白清稀，绵绵不断，治疗以温阳健脾、利湿止带为法，多用完带汤。

许老治带下病不主张用大量清热利湿药，因苦寒伤胃，利湿伤阴，脾胃不健，运化失职，更加重病情。他常以补为主，佐以清热解毒利湿之品，如常用生黄芪、白术、茯苓、泽泻等加白花蛇舌草、贯众、黄柏等。

四、尖锐湿疣诊治思路

尖锐湿疣是一种性传播疾病，病原体为人乳头瘤病毒（HPV），外观为簇状突起。某患者，外阴尖锐湿疣，大、小阴唇有三处簇状突起，阴唇黏膜斑片状破损，色鲜红。曾用激光治疗又复发，许老处方：生黄芪60g，土茯苓20g，紫花地丁10g，赤芍10g，生甘草10g，三七粉3g。其义清热解毒，凉血活血。

检查：5%醋酸液擦拭3分钟后，病损变白色为阳性，假性湿疣醋酸不变白；病理为慢性炎性增生乳头瘤样变化，活检见挖空细胞。

治疗：①保持干燥、清洁。②0.5%足叶草脂毒素，局部涂擦，每日2次，连用3~5次；10%福尔马林，每周1次；50%三氯醋酸，1.25% 5-FU软膏。③激光、电灼、冷冻。

中医认为本病为湿毒邪气蕴积阴门，用萆薢渗湿汤加凉血清热解毒之品治疗。

五、念珠菌性阴道炎与滴虫性阴道炎辨治有别

临床常遇念珠菌性阴道炎和滴虫性阴道炎，中医辨证均属湿热下注，但许老认为同为湿热，但二者偏重不同。念珠菌性阴道炎，白带黏稠成块，热重湿轻，故黏稠度大，治疗应以二妙丸清热利湿并重，可配合蒲公英清热解毒消炎，当归、赤芍活血化瘀凉血，促阴道黏膜充血水肿吸收消

散；滴虫性阴道炎，白带质稀，呈黄绿色，为湿重热轻，治疗应以完带汤健脾利湿为主，佐以清热利湿之品，如苦参、龙胆草等。乌梅一味外洗，治滴虫有特效。

六、清热解毒利湿治疗妊娠支原体感染

某患者妊娠 5 个月，3 次阴道拭子检查解脲支原体阳性，要求中医治疗，许老以清热解毒利湿为法，处方：生黄芪 30g，蒲公英 20g，白花蛇舌草 30g。

中医认为该病属下焦湿毒，治宜清热解毒，利湿化浊。许老以生黄芪益气通利，提高机体免疫力，蒲公英清热解毒，白花蛇舌草清热解毒利湿，药物虽少，但切中病机。

七、老年性阴道炎诊治思路

邱某，52 岁，为老年性阴道炎，体瘦，阴道、外阴痒，灼热痛，白带黄，已绝经，曾用多种方法治疗，效果不明显。许老以知柏地黄丸原方加味：盐知柏各 10g，生地 10g，山萸肉 10g，山药 20g，泽泻 10g，茯苓 20g，牡丹皮 10g，女贞子 30g，乌贼骨 25g。在许老处看病 3 次有明显疗效。

老年性阴道炎主要是由雌激素水平低下，局部抵抗力减弱，受细菌感染而引起炎症，中医认为肝肾阴虚为本，湿热下注为标，常以知柏地黄丸加减。因该方中黄柏、泽泻、茯苓有利湿燥湿清热作用，故对于一般老年性阴道炎用此方即可标本兼治。若白带多，浓稠有味，以湿热下注为主，可以清热燥湿止带为主，症状好转后，再以知柏地黄汤调理。

八、盆腔炎及输卵管阻塞诊治思路

（一）关于盆腔炎的中医诊断问题

许老认为盆腔炎的中医诊断，传统称为下腹痛，此诊断不太准确，不能定性、定位，像尿路结石、泌尿系感染等亦可出现下腹痛。或者盆腔炎可属热入血室，但张仲景将经期感冒归为热入血室，以小柴胡汤加减，故此诊断仍不算准确。许老认为可将急性盆腔炎诊为冲任瘀热证，慢性盆腔炎诊为冲

任瘀血证。此诊断既标明了病位，又明确了病性，很有价值。

（二）治疗输卵管不通验案一例

曹某，33岁，输卵管结扎术后4年，因孩子夭折，2年前行复通术，但术后造影示一侧通而不畅，一侧积水，在门诊经许老4个月的中药治疗，复查双侧输卵管通畅。

总结4个月的用药，主要以四逆散加活血通络药为主：柴胡10g，枳实12g，赤芍12g，生甘草10g，丹参30g，三七粉3g。其中通络药：穿山甲10g，路路通20g，蜈蚣5条，䗪虫10g，皂角刺10g，王不留行20g，水蛭10g；松解粘连药：桂枝10g，威灵仙10g；消炎药：蒲公英15g。

在此基础上，根据患者症状适当加入生黄芪、当归、白芍、鹿角胶（片）等益气养血扶正之品。

经期以经期方加穿山甲，或生黄芪50g、三七粉3g、当归10g、蒲公英20g为主。

许老在治疗过程中，常加茜草、乌贼骨两药，认为此二药有解除粘连的作用。同时，由于二药有止血收敛作用，对于月经提前，或经期延长的输卵管不通患者，在用四逆散行气活血时，加此二药，活中有止，以防活血太过影响月经周期。

（三）输卵管积水的用药特点

许老认为输卵管积水多是由于结核引起，但也有个别患者是由于输卵管梗阻经反复宫腔注射治疗而引起远端积水。输卵管积水疗效不如单纯梗阻，要用一些活血温通走窜之品，通利积水，如皂角刺、细辛、桂枝、刺蒺藜等。

（四）盆腔炎性疾病后遗症诊治中的几点看法

（1）盆腔炎以腹痛为主要表现，但由于是患者自觉症状，查无实据，不好明确判断疗效。疼痛的强弱因人而异，与每个人的体质、对痛的敏感性有关。

（2）慢性盆腔炎治疗中病情可以反复，只要每次反复时的症状均较前有所减轻即为治疗有效。

（3）对于慢性盆腔炎的治疗，中医应以活血化瘀为主，但现许多基层及年轻大夫只知用五味消毒饮等清热解毒之品，以西医观点来用中药。一方面，中药清热解毒作用难及西医，另一方面，寒凉药易伤脾胃，降低人体免疫力，使病情更加难愈。

（4）慢性盆腔炎在治疗过程中不宜一味活血化瘀，过用易耗伤气血，降低正气，气愈虚，血愈滞，应适当加用扶正药物。中药可加强免疫力，提高脾功能，调理消化系统，一般用生黄芪补气活血。

九、泌尿系感染的诊治思路

（一）老年反复泌尿系感染治疗策略

老年女性患者，70 岁，泌尿系感染、阴道炎反复发作，就诊时尿常规（－），但尿频，小腹隐痛，体弱，脉细。许老处方：乌药 10g，益智仁 10g，山药 10g，黄柏 10g，生甘草 10g，当归 10g，覆盆子 10g。

乌药、益智仁合用方为缩泉丸，出自《妇人大全良方》，功效为温肾祛寒、固涩小便，治下元虚寒，小便频数或小儿遗尿。

老年妇人泌尿生殖系反复感染是由于雌激素水平低下，局部抵抗力低下，易受外界感染，治疗一般以局部补充少量雌激素及抗炎为主。

许老考虑患者体弱，下元虚寒，肾虚封藏失司，故以缩泉丸加山药、覆盆子温肾祛寒，固涩小便，黄柏、生甘草清下焦湿热，当归活血养血，可促进局部炎症充血吸收消散。许老治疗从病根本入手，全面兼顾，体现了中医治病的辨证思想。

（二）同病异治，辨证论治

老年女性，感小便不适，痛、热，尿常规可见极少量红、白细胞，病程均较长，许老处方：生黄芪 30g，当归 10g，麦冬 10g，三七粉 3g，小蓟 10g，猪苓 10g，琥珀粉 1.5g。

许老认为此为慢性泌尿系感染，余热未清，热久伤阴亦耗气。尿痛说明有瘀，瘀阻膀胱，不通则痛，故用生黄芪益气利尿，尚可行滞，麦冬养阴，当归、三七活血化瘀，用小蓟凉血止血、化瘀生新，琥珀活血化瘀、利尿通淋，猪苓通利水道、利水渗湿。

与前篇中泌尿系感染的老年女性比较，年龄相同，虽同为泌尿系感染，治疗亦不同，体现了因人而异的辨证思想。

（三）四草一根汤治泌尿系感染

一急性泌尿系感染患者，尿频、尿急、腰痛，查尿常规：红细胞微量，其余正常。处方：白茅根 100g，萹蓄 10g，瞿麦 10g，生甘草 10g，车前草 10g，黄柏 10g，琥珀粉 1.5g（冲服）。

二诊：服药后小便已正常，仅存腰酸。

按：许老谓急性泌尿系感染用四草一根汤有很好的疗效。白茅根养阴清热，凉血止血，对于血尿用量宜大。四草清热解毒，利尿通淋，药非过于寒凉，但可直达病所。四草一根汤为许老自拟方，有白茅根、萹蓄、瞿麦、生甘草、车前草组成。若尿血，白茅根宜大剂量，亦可加地榆、小蓟、三七等凉血止血，此方亦可用于治疗男性前列腺炎。许老认为八正散药物苦寒，容易伤胃。

十、古方妇科新用

（一）桂枝茯苓丸治卵巢囊肿

马某，未婚。因急性右下腹痛 3 天，西医妇科诊为右卵巢非赘生性囊肿蒂扭转而就诊。许老以桂枝茯苓丸加味 21 剂，同时配合注射用头孢曲松钠、甲硝唑注射液静脉滴注 3 天。处方：桂枝 10g，茯苓 10g，赤芍 10g，桃仁 10g，丹参 20g，三七粉 3g，生黄芪 30g。

许老常用桂枝茯苓丸治疗卵巢囊肿，此例为速效病例。

（二）黄芪建中汤的临床应用

有些患者虽为慢性盆腔炎，但因病久体质弱，全身表现为虚劳状态，如经后小腹坠胀，平时小腹不痛，活动后则明显，灌肠后则恶心、呕吐，面色晦暗，心慌，大便稀。许老认为此附件炎为虚痛，不能用大量理气活血药攻邪，而应补虚行滞，方选黄芪建中汤加当归、三七。

临床常见许老以黄芪建中汤治疗虚劳里急的患者，主症为虚劳不足，腹中拘急，自汗或盗汗，短气，肢体困倦，脉虚大。方中黄芪补中健脾，桂枝汤调和营血，炙甘草、白芍、饴糖有缓急止痛作用。

本方见于《金匮要略·血痹虚劳病脉证并治第六》，原文为："虚劳里急，诸不足，黄芪建中汤主之。"此方组成为小建中汤加黄芪，内含小方及主治如下（图1）。

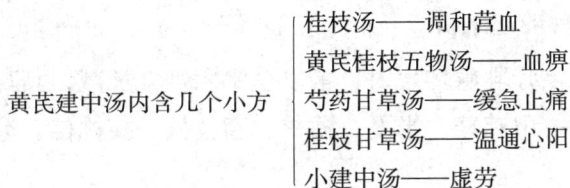

$$
黄芪建中汤内含几个小方
\begin{cases}
桂枝汤——调和营血 \\
黄芪桂枝五物汤——血痹 \\
芍药甘草汤——缓急止痛 \\
桂枝甘草汤——温通心阳 \\
小建中汤——虚劳
\end{cases}
$$

图1　黄芪建中汤内含小方及主治

呕家不可用建中汤，以舌白故也。

《备急千金要方》对此方适应证有详尽说明："疗男女因积冷气滞，或大病后不复常，若四肢沉重，骨肉酸痛，吸吸少气，行动喘乏，胸闷气急，腰背强痛，心中虚悸，咽干唇燥，面体少色，或饮食无味，胸胁腹胀，头重不举，多卧少起，甚者积年，轻者百日，渐至瘦弱，五脏气竭，则难可复常，六脉俱不足，虚寒乏气，少腹拘急，羸瘠百病，名曰黄芪建中汤，又有人参二两。"

（三）肾着汤应用

许老善用经方，见是证便用是方，在妇科病中，他常能灵活运用《伤寒论》《金匮要略》方剂对证治疗。某患者，子宫肌瘤，出血量过多，有大血块，时值月经刚净，腰痛，发凉，脉沉细。许老选用《伤寒论》中甘姜苓术汤加味，效果很明显。处方：白术30g，茯苓20g，干姜5g，甘草10g，石楠叶20g，当归10g，白芍10g。

甘姜苓术汤一方出自《伤寒论·五脏风寒积聚病脉证并治》，原文为："肾着之病，其人身体重，腰中冷，如坐水中，形如水状，反不渴，小便自利，饮食如故，病属下焦，身劳汗出，衣里冷湿，久久得之。腰以下冷痛，腰重如带五千钱，甘姜苓术汤主之。"此方治寒湿伤腰之肾着病，症见腰部冷痛、重着，转侧不利，虽静卧亦不减，遇阴雨则加重。治宜温肾健脾，利水湿。方中干姜、茯苓散寒利湿，白术、甘草培土制水，但见腰部冷痛，脉沉细者即可选用。

许老常在肾着汤基础上加石楠叶，该药辛、苦、平，入肝、肾经，祛水湿，强筋骨。

患者腰后部冷痛，脉沉细，故用此方。因月经量多，耗血，故经后加当归、白芍养血，石楠叶加强主方作用。

许老对于胃肠功能弱，惧饮冷，小腹冷痛，便稀者亦用肾着汤。

（四）全蝎六神丸剖析

许老在临床治疗乳腺增生时，常以全蝎六神丸加减，其药物组成为：全蝎、当归、白芍、山慈菇、半夏、橘核、荔枝核、核桃仁、远志。方解如下（图2）。

$$
药效
\begin{cases}
全蝎——镇静、通络 \\
当归、白芍——活血化瘀、柔肝止痛 \\
山慈菇——消肿散结 \\
半夏——化痰散结 \\
橘核——理气散结 \\
荔枝核——温中理气消癖 \\
核桃仁——温补肺肾 \\
远志——祛痰散结
\end{cases}
$$

图 2　全蝎六神丸方解

方剂功效：活血通络、理气止痛、化痰散结。

此方药物大多入肝经，治疗乳腺增生有很好疗效，作用平和，适合长期服用。若合并子宫肌瘤、内膜异位症、卵巢囊肿，亦适用本方。

许老治疗癥瘕包块，不赞成一味使用活血化瘀药。他认为癥瘕乃长期形成，治疗亦非短期功效所能达到。若长期服用大量活血药，易耗气伤血，气愈虚则血愈滞，则包块难除。

观许老治疗两位妇女乳腺增生，经前乳房痛明显，痛经，急躁，处方：柴胡 10g，当归 10g，白芍 10g，穿山甲 10g，路路通 10g，丹参 20g，橘核 10g，三七 3g。此方止痛效果明显，症状明显缓解，但临床观察用全蝎六神丸止痛效果不明显，因未长期观察此方是否有缩小包块作用，疗效与否暂且不论。提示若患者乳腺增生、疼痛明显者，可先用疏肝理气、活血通络之法减轻症状。

（五）胶艾四物汤的临床运用

许老治疗两个患者如下。

①高某：流产后月经不调，就诊时正值经期，血将净，腰酸，腹痛，脉

细弱。

②杨某：正值经期，下腹痛，发凉，腰酸，脉细。

对于这两个患者，许老均选用胶艾四物汤：艾叶 5g，阿胶 10g，当归 10g，白芍 10g，熟地 10g，川芎 10g，生甘草 10g，三七粉 3g。

以前也常见许老在经期选用此方。胶艾汤出自《金匮要略》妇人篇，原文为："妇人有漏下者，有半产后因续下血都不绝者，有妊娠下血者，假令妊娠腹中痛，为胞阻，胶艾汤主之。"即上方。

此方为一止血方剂。艾叶温经止血，阿胶养阴止血，四物汤养血活血调经，生甘草调和诸药，尚有清热解毒之效，与白芍相配可缓急止痛。从药物组成来看，该方既有养血活血，又有温经止痛止血作用，故凡遇妇人经期或月经淋漓不止，妊娠、产后阴道少量出血，血块灰暗，伴腹痛、小腹发凉、腰酸、脉细，属寒瘀下血者，均可选用此方。

（六）吴茱萸汤的临床应用

一孕吐患者，面色㿠白，吐口水、涎沫，查血红蛋白低，舌淡，有齿痕，脉细滑无力。许老用吴茱萸汤加味：党参 50g，吴茱萸 3g，半夏 10g，黄连 1.5g，生姜 10g，大枣 6 枚。

许老用吴茱萸汤暖肝降逆，配伍半夏、黄连辛开苦降。临床常见许老用吴茱萸汤治疗恶心、吐涎沫、舌脉有寒湿之象的患者。

此方出于《伤寒论·呕吐哕下利病脉证治第十七》一章，原文为："呕而胸满者，吴茱萸汤主之"，"干呕吐涎沫，头痛者，吴茱萸汤主之。"原方为：吴茱萸 3g，人参 10g，生姜 3 片，大枣 10g。

［功能］温肝暖胃，降逆止呕。

［主治］胃寒，食谷欲吐；少阴吐利，手足厥冷，烦躁欲死；厥阴头痛，干呕，吐涎沫。

此方亦为理中汤去白术、甘草，加吴茱萸、大枣组成，吴茱萸温中止痛，降逆止呕，凡是肝胃不和、胃寒吐逆者均可用此方，一般用吴茱萸 3g、党参 30~50g。

（七）当归芍药散的临床应用

患者高某，31 岁，因自然流产后月经不调而就诊。患者黄体期短，每值经前基础体温未下降即少量出血 4~5 天，量多时体温下降，伴大便稀溏。且经间期少量出血，经常小腹隐痛，面色苍白，脉细。病属脾肾阳虚湿郁。许老以当归芍药散加味，就诊时为月经中期，处方：鹿角片 20g，当归 30g，白芍 10g，川芎 10g，白术 30g，茯苓 20g，泽泻 10g，益母草 20g，丹参 30g，生黄芪 20g，巴戟天 10g。

当归芍药散出自《金匮要略·妇人妊娠病脉证并治》，原文："妇人怀娠，腹中㽲痛，当归芍药散主之。"主"妇人腹中诸疾痛"。原方：当归、芍药、茯苓、白术、泽泻、川芎。主治肝郁乘脾，脾虚湿郁所致妇人腹痛。方中重用白芍，取其平肝止痛之意，对于脾虚泄泻、腹中疼痛之证均可治疗。患者高某面色苍白，小腹隐痛，眼睑肿，经期便溏，月经不调，为本方适应证。患者基础体温高温期短，经前少量出血，易有肾阳不足之证，故加鹿角片、巴戟天温肾，中期加丹参养血活血促排卵。

（八）柴葛解肌汤治暑湿内闭

某患儿因雨淋受寒，突然发热，几次退热出汗后再度发热，无汗，头痛，无食欲。许老认为此为暑湿内闭，选用柴葛解肌汤和三仁汤加减，效果明显。

《柴葛解肌汤》出自《伤寒六书》和《医学心悟》。

《伤寒六书》方：柴胡、葛根、甘草、黄芩、桔梗、芍药、羌活、白芷、石膏、姜枣。主治外感风寒，寒邪化热，症见恶寒渐轻，身热增盛，头痛肢楚，目痛鼻干，心烦不眠，眼眶痛，苔薄黄，脉浮微洪。

《医学心悟》方：柴胡、葛根、甘草、黄芩、赤芍、知母、贝母、生地、牡丹皮。主治外感温邪，内有郁热，症见发热，头痛，不恶寒而口渴。

因正值夏季，天气炎热，湿气很大，患儿食欲很差，故许老加用三仁汤、六一散，全方如下：柴胡 5g，葛根 5g，杏仁 6g，薏苡仁 10g，白蔻仁 3g，通草 2g，滑石 20g，生甘草 5g，黄芩 10g，薄荷 5g。

十一、消化道病症诊治思路

（一）治病用药须详案体质

陈某，男，37 岁，不育。体瘦，自觉胃脘不适，怕饮冷，胃脘饱胀，腰酸，脉细。许老处方：太子参 15g，橘叶 15g，砂仁 5g，厚朴 10g，枳壳 10g，半夏 10g，黄连 2g，佛手 10g，葛根 10g。

服药后有效，饱胀消失，食冷已不难受。

患者属脾肾阳虚体质，全身功能低下，问及许老为何不用附子理中等温脾肾药，他说患者体瘦，体弱阳虚，阴亦不足，用阳药应慎重，恐其生火，此为因人而异，用药要根据人体素质，要考虑患者是否能吸收，辨证准确，用药还应有轻重之差，恰到好处，方显疗效。

方用厚朴、枳壳、半夏理气降逆化痰，有促进胃动力作用。黄连苦能健胃。葛根一药根据其不同配伍所起作用不同，与健胃药合用，可调脾胃补胃气；与黄连同用，可治痢疾；配柴胡解肌退热；配活血药有降压作用。

（二）治病以调理脾胃为先

患者张某，慢性盆腔炎 10 年，加重 2 个月，以右下腹痛为主，月经周期规律，但经期延长，要求中药调理。看患者舌苔白腻厚，脉滑，正值暑天，许老并未急于治盆腔炎，而是调肠胃于先，暑湿蕴积肠胃，以柴葛三仁汤、六一散加味，解肌清利肠胃湿浊，以助下一步治疗，促进药物吸收。

处方：柴胡 10g，葛根 10g，杏仁 10g，生薏苡仁 20g，白蔻仁 5g，滑石 30g，生甘草 3g，当归 20g，三七粉 3g，石菖蒲 10g。

在清利肠胃同时加当归、三七粉调经活血，消炎止痛。

（三）参橘煎加味治脾胃虚弱

许老治病以调理脾胃为先，对于脾胃功能低下者，他常以参橘煎加味，但根据患者症状及舌脉不同，随证加减，灵活用药，有其独到之处，下举两例。

患者一，45 岁，月经尚规律，但经前阴痒，带多，腹股沟痛，苔少，花剥，血脂高，许老认为该患者体质弱，免疫功能低下，故每值经前症状明显，苔花剥说明脾胃气阴两虚，先予调理脾胃，以提高人体正气：太子参 15g，橘叶 15g，谷、麦芽各 10g，清半夏 10g，白术 15g，泽泻 10g。

问及清半夏、泽泻的用意及区别，谓：二药均有健胃作用，因白带多，用清半夏可化痰湿，除萎缩性胃炎；泽泻利湿，且有降血脂的作用。许老调理脾胃有时用葛根，一般在患者伴腹泻时配伍，因胃阴不足，故不用砂仁。

患者二，32 岁，月经错后，5 天 /2~3 月，量、色正常，纳差，胃脘胀，大便干，苔腻，月经将至。处方：太子参 15g，橘叶 15g，砂仁 5g，当归 30g，川芎 10g，益母草 15g，清半夏 10g。

因患者月经错后，脾胃不调，故许老在调理脾胃基础上加当归、川芎、益母草活血调经。

十二、随诊拾遗及体会

通过和许老一起诊治大量患者，对一些疑难病的疗效观察有所体会，现加以总结。

（一）临证体会一

1. 崩漏

对于出血期患者，若子宫内膜不厚，应按脉象辨别血热、气虚，辨证止血效果很好。但若为子宫内膜不同步增生，内膜较厚，则按上法止血效果较差，因一方面中药很难控制不断脱落的子宫内膜，另一方面一味止血，而子宫内膜还不断增厚，容易引起大出血。因此，对出血期长、血量时多时少的患者，应首先 B 超检查子宫内膜厚度，若内膜增厚，应以活血化瘀药促使其脱落，或配合诊刮以止血。若内膜薄，则按血热、气虚辨证止血。

2. 闭经

对于闭经患者，在调补过程中，不应只根据患者有无乳房胀、小腹痛、白带多等自觉症状决定月经是否来潮。应配合 B 超检查内膜厚度，若内膜很薄，即使有征象亦不能通经。若内膜增厚，无征象亦应通经，以防过度增殖，而致大出血。

（二）临证体会二

今与许老提出了我对他诊治的一些看法，他十分赞同，认为应将西医的检查手段作为中医四诊的补充，以更加明确疾病的本质。他提出对于闭经、崩漏的患者，首先做 B 超以明确当前疾病的状态，以助止血或通经。至于调排卵之法，两病均应以补肾为主。对于肥胖性患者，可采用苍附导痰汤祛痰治标，后补肾治本，另可配合甲状腺素、泼尼松缩短疗程，提高疗效。

许老认为妇科病细脉和弱脉多，常以证测脉。以前的中医，习惯患者有肝郁症状，即使脉不弦亦写脉弦，以达到四诊辨证统一。但现在以证测脉，可以实事求是，不弦就写不弦，以证论治。他认为弦脉常提示血管硬化。子宫出血时以脉象辨证为主，脉有力为血热，无力为气虚。至于舌象，妇科看病主要看舌质，因其反映疾病本质，而舌苔多反映消化系统情况，若妇科疾病同时伴有消化不良的症状，一般先调肠胃，若舌苔厚腻，但食欲好，则不必治疗肠胃。

（三）临证体会三

（1）某患者，盆腔炎，每值后半夜下腹痛明显，许老认为后半夜为阳气郁而不升，用小柴胡汤加减治疗，用药后患者述腹痛减轻，且伴夜尿多，他认为应辨证为肾虚肝郁，用定经汤加味：柴胡10g，当归10g，白芍10g，山药10g，菟丝子20g，丹参30g，三七3g，制香附10g，益母草10g。

（2）某患者，45岁，体检发现子宫肌瘤，月经先期，淋漓不净，腰痛，血压高，胃脘不适，食后堵闷，许老处方：夏枯草10g，黄芩10g，生牡蛎30g，贝母10g，丹参30g，三七3g，鸡内金10g，生黄芪30g。

问及患者年龄为接近绝经，为何不用知柏地黄丸，许老说患者胃脘不适，消化不好，过于滋腻易碍胃，故未用，玄参较滋腻，亦未用。诊后细细体味中医的辨证论治、同病异治等治疗原则，深受启示。

（3）某患者月经量少，错后，脉细弱，无热象，许老处方用八珍汤加肉桂6g、川断30g、巴戟天10g、益母草10g。许老谓患者无热象，在八珍汤基础上用肉桂激发阳气，阳生则阴长，川断补肾且有通利作用，巴戟天阴阳双补。

（四）临证体会四

（1）脊髓空洞症：鹿角胶10g，龟甲胶10g，当归20g，白芍15g，熟地10g，何首乌10g，紫河车10g，党参10g，黄芪30g，川断30g。

肾主骨生髓，脊髓空洞症应以补肾填精、滋阴养血为法，同时配伍益气生血。

（2）肠鸣，有痰饮，用苓桂术甘汤。

（3）抗结核作用：蜈蚣5条，夏枯草10g，黄芩10g，紫河车10g。

（4）某患者，每值经期外阴红肿，急躁，手脚心发热，腹股沟痛，许老用四逆散加丹参 30g、薄荷 10g、青蒿 10g、丝瓜络 10g。此症状属肝经郁热，因腹股沟、外阴为肝经所过。

（五）临证体会五

几次跟许老查房，见一典型病例，细细分析其临床表现、处方用药及患者疗效，颇有体会。

某患者，以盆腔炎收住院，但患者临床表现很多，自述能食，但食后腹胀闷，经常脐周痛，或整个腹部、腰痛，着凉后即全身酸懒，便次多、量少，排气臭秽。查脾大，血红蛋白低，脉细，舌质淡暗，苔薄白，面色㿠白。

按常规来讲，盆腔炎治疗，一般多以理气活血、清利湿热为法，同时配合抗生素静脉滴注，以中药灌肠外敷。但以患者全身症状来分析，患者属于胃强脾阳虚、肠道积热之证。胃中有热故特别能吃，但脾虚运化无力，以致食后腹胀；胃肠积滞不化，蕴而化热，故排气臭、便次多、量少；脾阳虚则脐周痛，面色㿠白，遇冷全身酸懒；脾不生血，故血红蛋白低；舌脉均为脾虚之征。虽有胃热、肠道积热，但还以脾虚为主。许老准确地把握了辨证要点，以参苓白术散益气养血助运，同时辅以葛根、炮黑丑清肠热导滞。我想，根据病情似应在适当时候再加黄芩清胃热、附子温肾健脾疗效更佳。

分析整个病情后，认为许老辨证很准确，用药亦得法，但观察患者的疗效却不太令人满意，考虑再三，是否因口服中药外，中药灌肠和消炎静脉滴注治疗有伤脾胃，对治疗有干扰？尚未理清答案。

但通过分析有一收获：治疗疾病不能只看妇科病局部，应注重全面辨证，综合调理才能达到更好疗效。

（六）临证体会六

今在门诊，见一先兆流产患者及一子宫脱垂患者，许老根据患者的具体情况，辨证论治，选方用药，获得点滴体会如下。

案 1 许某，女，32 岁，孕 45 天，阴道少量出血，色鲜红，伴小腹隐痛，脉滑有力。处方：桑寄生 10g，川断 10g，菟丝子 50g，白芍 15g，甘草 10g，砂仁 3g，阿胶 10g，莲房炭 10g，黄芩 10g。

许老用寿胎丸补肾固胎，白芍、甘草缓急止痛，莲房炭清热止血，认为患者脉滑有力，胎热明显，故未用党参、山药类健脾之品，而选用黄芩清胎热。

案2 刘某，产后半年，子宫轻度脱垂，阴道黏膜松弛，阴吹，便干，月经量多、提前，脉细滑。处方：生白术 80g，当归 10g，枳壳 15g，益母草 15g。

一般治疗子宫脱垂以补中益气汤加味，许老治疗亦选用此方，但患者大便干燥，4~5 天一次，且月经量多、提前，脉细滑，用药过于温燥易迫血妄行，使月经症状加重，过于升提不利于通便，故未用人参、黄芪、升麻、柴胡，而以生白术 80g 为主药，既健脾升提，又无固肠之弊，且与枳壳、益母草相配有收缩子宫作用。

通过上两病历分析我体会到，学习老中医经验不应只记一法一方、照搬经验方，而应揣测针对具体患者的灵活用药之处及组方的严谨配伍和一分为二的思想，这才是专家区别于普通大夫的不同之处，才是专家经验的精华，也是其疗效不同于他人之处。

（七）临证体会七

案1 一妇女，45 岁，月经过多，血水样 20 余天，血红蛋白 90g/L，舌淡，脉细弱，证属气虚，冲任不固。处方：党参 50g，当归 6g，三七 6g，山萸肉 10g，煅龙牡各 30g，鹿角霜 10g，黄芩 10g。

此方用药特殊性在于后三味药，血水或水样白带以固涩药收敛，故选用煅龙牡、鹿角霜，出血日久易导致宫腔感染，故用黄芩清热解毒，有消炎作用。

案2 男性，冠心病，浮肿。处方：防己 10g，生黄芪 100g，当归 10g，桂枝 15g，茯苓 30g，益母草 30g，生甘草 10g。

以苓桂术甘汤加减，防己、黄芪、益母草均有利尿消肿作用，患者症状消失很快。

案3 某患者，尿蛋白阳性，证属脾肾不足，精失不固，故许老处方：党参 20g，黄芪 20g，菟丝子 50g，山萸肉 10g，山药 20g，莲子 10g，生白术 20g。意在健脾补肾固精。

（八）临证体会八

今随许老师查房，见一患者，因子宫内膜异位症住院。自述每值经期腹痛时，服乌鸡白凤丸可缓解。许老认为此为虚性痛经，气虚血滞，不通则痛。

一般来说，治疗子宫内膜异位症以活血化瘀为主，但久用活血化瘀药可耗气伤血，气愈虚血愈滞，反会使瘀血加重，故应在活血药中加生黄芪等补气扶正之品，气行则血行，推动血液运行。

（九）临证体会九

案1　某女，36岁，月经后错，6天/45~2个月。面部痤疮，大便干，就诊时已停经2个月，有乳房胀，白带较多，但B超示子宫内膜0.4cm，故未予通经，而用五子衍宗丸、安坤赞育丸及调补肝肾汤药。共服3个星期，基础体温已上升11天，给予栝楼根散通经。

此有效病例提示：就诊时已闭经日久的患者，不能单纯凭患者症状、脉象决定是否将来月经，应参考子宫内膜厚度，此为客观的依据。

案2　罗某，产后月经常不能自行来潮，现已停经2个月，体胖，舌淡，脉沉细，为脾肾阳虚之体，开始用肾虚痰湿方剂治疗，期待能来月经，但B超示子宫内膜0.4cm，故改用温肾健脾之品7剂。今加用羌活、丹参促排卵。处方：鹿角片10g，党参15g，菟丝子30g，女贞子20g，沙苑子20g，枸杞子20g，当归10g，白芍10g，羌活10g，丹参20g，制香附10g，益母草10g。

案3　罗某，不育，自觉小腹抽痛，尿时有分叉，故按慢性前列腺炎治疗，用四逆散加味，但服药后感乏力，便稀，视舌淡，脉细弱，考虑患者体质较弱，脾阳不足，改用桂枝茯苓丸加丹参、三七、蒲公英、玄参、白术及五子衍宗口服液。

现分析此患者属脾肾阳虚之体，同时尚有前列腺炎，服药后肠胃不适，应改用调理脾胃之品，否则寒凉药伤脾胃，且影响药物吸收。

案4　王某，附件炎，不孕，爱人查精液正常，用四逆散加丹参、三七、蒲公英、生黄芪明显有效，腹痛已消失，但基础体温22天未上升，故在原方基础上嘱其用五子衍宗口服液。

案5　杨某，53岁，子宫肌瘤，痛经，月经量多，带经期长。处方：盐知柏各10g，熟地10g，山萸肉10g，山药20g，泽泻10g，茯苓20g，党参15g，生黄芪20g，龟甲10g，鳖甲10g，生牡蛎30g，当归10g，川楝子10g。

尽管患者面色萎黄，舌淡暗，脉滑，但服药效果明显，月经规律，量减少，痛经减轻，腰痛、小腹痛消失，经期服活血通经止痛药。

对于近绝经期的妇女、子宫肌瘤及子宫内膜异位症者，用知柏地黄丸加软坚益气之品可抑制卵巢功能，控制月经量。

案 6　张某，女，36 岁，左附件炎，隐痛，带黄，宫颈中度糜烂，症状不重，但全是脾肾阳虚症状明显，胃寒，便稀，后背冷痛，腰酸，舌淡，脉细。故选用薏苡附子败酱汤加黄芪建中汤加肾着汤。处方：附子 10g，薏苡仁 30g，败酱草 20g，丹参 20g，三七 3g，党参 15g，白术 30g，茯苓 20g，炙甘草 6g，生黄芪 20g，桂枝 10g，白芍 10g，生姜 3 片，大枣 10g，石楠叶 20g。

案 7　李某，右卵巢炎性包块，住院治疗 3 周，静脉滴注消炎药（具体不详），包块缩小，但现在仍小腹痛，乳房痛，口腔溃疡，纳差，便稀，小便频急，脉滑。处方：柴胡 10g，枳实 10g，赤芍 10g，生甘草 10g，丹参 30g，三七 3g，瞿麦 10g，萹蓄 10g，蒲公英 20g，生黄芪 30g，白术 15g。

因肛门痔疮不便灌肠，应加用外敷方：透骨草、桂枝、细辛、水蛭、莪术、赤芍、没药。温盐水拌潮，装布袋加黄酒半两蒸 20 分钟，每晚敷半小时，15 次为 1 个疗程，1 剂药敷 5 天，每天加酒蒸，可盖浴帽，加棉垫或热水袋。

（十）临证体会十

近一段在独立临床过程中，运用许老的治疗思路及经验方取得很好的疗效，许老一些验方确实经得住临床反复验证，总结几点体会如下。

（1）四逆散加味治疗附件炎、前列腺炎有特效。四逆散理气活血、清热消炎、解痉止痛，配合丹参、三七加强活血化瘀作用，蒲公英加强清热解毒消炎作用。附件炎、慢性前列腺炎常因湿热毒邪留滞，阻遏气机，气滞则血瘀，不通则痛，故用此方疗效甚佳。

（2）知柏地黄丸加益气软坚散结药治疗近绝经期妇女子宫肌瘤有显效。

典型病案：某患者，53 岁，子宫肌瘤，原发 3cm×4cm，10 年来大小无变化，但一直月经提前，量特别多，痛经，带经期长。①平时方：盐知柏各 10g，熟地 10g，山萸肉 10g，山药 20g，泽泻 10g，茯苓 20g，生黄芪 20g，党参 15g，龟甲 10g，鳖甲 10g，生牡蛎 15g，丹参 20g。

②经期：生黄芪 30g，当归 10g，川芎 10g，三七粉 3g，制香附 10g，益母草 15g，桃仁 10g，生蒲黄 10g。

服药后来 2 次月经，周期规律，量明显减少，腹痛明显减轻，末次月经为 4 月 21 日，停经近 3 个月，查 B 超子宫内膜厚度 1.2cm，故用药促其来经。

（3）临床遇 2 个月经延期患者，就诊时有乳房胀，白带多，脉滑。若凭患者脉象、症状应考虑其月经将至，给予活血通经之品，但做 B 超子宫内膜厚度仅 0.4cm，故以调补肝肾治疗，其中一个当月怀孕，故对于闭经患者，不能只凭症状、脉象来决定月经是否来潮，还要考虑子宫内膜厚度，或宫颈黏液，这些西医客观指标，有助于正确判断病情。

（十一）临证体会十一

案 1　勾某，女，26 岁，不孕，月经 10 天 /20~40 天，量少，体胖，基础体温单相，泌乳素 410μIU/ml，雄激素升高，卵泡刺激素、促黄体生成素降低，CT 除外脑垂体瘤，脉细。处方：仙茅 10g，淫羊藿 10g，巴戟天 10g，肉苁蓉 10g，女贞子 20g，沙苑子 20g，菟丝子 20g，枸杞子 20g，当归 30g，川芎 10g，紫河车 10g，香附 10g。

对于垂体性闭经，许老师一般以二仙汤合五子衍宗合四物汤（四二五合方）加减，调节生殖轴。

案 2　刘某，41 岁，腰骶疼痛 2 年，取环后减轻，白带较多，孕 4 产 1，舌紫黯，体胖，脉弦细。喜食辣，怕酸、甜，腰部发凉。处方：炒白术 30g，茯苓 50g，干姜 6g，炙甘草 6g，丹参 30g，三七 3g，川断 30g。

患者腰痛发凉，喜食辛辣，舌紫黯，体胖，说明病属虚寒有瘀，故许老用肾着汤，加丹参、三七活血止痛，川断强腰壮骨。

案 3　寇某，因受寒四肢关节肿胀、疼痛、屈伸不利。

初诊：因病程短，病邪浅，故用桂枝汤加五苓散调和营卫，健脾利水消肿。处方：桂枝 15g，生白芍 15g，生甘草 10g，白术 20g，泽泻 10g，茯苓 20g，猪苓 10g，片姜黄 10g，三七粉 3g，7 剂。

二诊：患者关节肿胀消失，活动逐渐灵活。处方：生黄芪 50g，当归 30g，丹参 30g，红花 3g，鸡血藤 20g，川芎 10g，三七粉 3g。继用益气活血通络法。

三诊：桂枝 10g，白芍 15g，甘草 10g，炒白术 20g，陈皮 10g，当归 10g，附片 10g。

患者经许老调治，病情很快好转，现已恢复正常。许老方小药轻，但辨证准确，药到病除。

案 4 胡某，女，30 岁，既往月经规律，因体胖减肥致月经周期后错，量少，许老处方：生黄芪 50g，当归 20g，白芍 10g，川芎 10g，熟地 10g，肉桂 10g，香附 10g，益母草 20g，山萸肉 50g，紫河车 10g。

对于减肥所致营养不良，造成气血不足，月经后错、量少，许老以益气养血补肾为法，调补肝脾肾，当时正值经期。

案 5 倪某，33 岁，产后 8 个月，乳汁旺盛，要求回奶，已服 3 天雌激素，乳汁不减，哺乳期间无月经。许老处方回乳通经：炒麦芽 200g，当归 10g，川芎 10g，生牛膝 10g，红花 5g，神曲 20g，山楂 10g。7 剂药后，乳汁减少，阴道有少量咖啡色出血。

案 6 梁某，男，21 岁，面部痤疮，脉细滑。处方：龙胆草 5g，柴胡 10g，黄芩 10g，生地 10g，赤芍 10g，马齿苋 10g，蚤休 10g，蒲公英 20g。

许老认为，此患者属肝热，热毒内蕴，故用龙胆泻肝汤去利尿药加清热解毒之品。

案 7 张某，女，21 岁，痛经，恶心呕吐，胃寒痛，嘱每值经前服下方7 剂：党参 15g，白术 30g，干姜 6g，炙甘草 6g，当归 10g，川芎 10g，生蒲黄 10g，五灵脂 10g，制香附 10g，益母草 10g，牛膝 10g。

服药后痛经减轻，呕吐 1 次，许老嘱上方去生蒲黄、益母草，因蒲黄凉血止血，活血止痛，性凉，患者胃寒，故不用，加丹参 30g、清半夏 10g。

案 8 赵某，输卵管不通，治后怀孕，孕 60 天，恶心呕吐，腹胀口苦，脉滑，白带黄，大便每日 1 次，便稀。处方：西洋参 10g，麦冬 10g，清半夏 10g，黄连 2g，生姜 10g，大枣 6 枚，生石膏 15g。

许老谓妊娠后阴血下聚冲任，虚火上炎，故口苦，若为火之味，但火不能清，治疗以增液为主。

案 9 边某，18 岁，月经紊乱，体胖，身热，体温高，月经干净后全身疲乏，汗多，精神不佳，舌净无苔，脉细弱。许老处方：①平时：太子参 30g，当归 30g，白术 20g，紫河车 10g，枸杞子 30g，川断 30g，丹参 30g，鹿角片 10g，沙苑子 20g，白芍 10g。②经期：红参 50g，当归 20g，三七粉 3g，益母草 15g。

许老认为尽管患者舌质有些红，无苔，有阴虚的体征，但体胖，无排卵，似以阳虚为主，故用药偏于补肾阳，滋阴清热药虽可清热，但不能提高卵巢功能。

案 10　子宫内膜异位症患者去年因右侧巧克力囊肿破裂手术，术后服孕三烯酮胶囊，现有肠粘连，月经已来 1 次，失眠，体瘦，便干，脉弦细。处方：柴胡 10g，枳实 10g，黄芩 10g，清半夏 10g，赤芍 10g，大黄 6g，桂枝 10g，茯苓 20g，牡丹皮 10g，桃仁 10g，生姜 10g，大枣 10g。

许老用大柴胡汤加桂枝茯苓丸，理气活血，通便导滞，有促进肠蠕动、松解粘连的作用。

大柴胡汤出自《伤寒论》，和解少阳，泻下热结。症见往来寒热，胸闷呕恶，郁郁微烦，下利不畅，脉弦有力。可用于胆囊炎、胆石症、急性胰腺炎、慢性胃炎、阑尾炎属实证者。

案 11　一患者，月经稀发，带经期长，无排卵，体胖，月经 10 天未净。许老认为此患者脾肾不足，现经期延长，当以益气温肾、健脾固摄止血为法。处方：红参 10g，鹿茸片 6g，山萸肉 10g，菟丝子 30g，三七粉 3g，益母草 10g，当归 6g。

对于脾肾阳虚较甚者，许老常用红参、鹿茸加强作用。

案 12　某女，31 岁，痛经，初潮即有，足月顺产一胎后仍有痛经，月经第一天痛，恶心，全身发凉，量多，色红，喜冷饮，提重物痛加重，面色暗，苔白脉细，属寒凝血滞。许老处方：党参 10g，肉桂 6g，赤芍 10g，川芎 10g，莪术 10g，三七粉 3g，生黄芪 30g，制香附 10g，益母草 10g。

问之为何不用桂枝、吴茱萸、艾叶，曰：患者虽属虚寒体质，但喜冷饮，有胃热，且天气炎热，不宜用大量温热药，另青春期痛经及原发性痛经许老常用当归、川芎、蒲黄、五灵脂，育龄妇女许老常用赤芍、川芎、莪术活血止痛。

案 13　患者 28 岁，体瘦，夜间易醒，醒后难以入睡，脉细，月经提前。处方：白人参 50g，麦冬 10g，五味子 10g，百合 30g，生地 10g，知母 10g，淫羊藿 10g，莲子心 5g。

服药 7 剂后，夜间能持续入睡，但梦较多，故加莲子心。问及许老为何用淫羊藿，曰：此药有兴奋神经作用，前几位均有镇静作用，配一味淫羊藿，有静有动，双相调节神经。生脉饮可营养神经。

案 14　患者 45 岁，经前臀部、下肢胀痛，便秘，3 日 1 次，球状，费劲，舌质暗，脉细。

处方：当归 20g，川芎 20g，白芍 10g，白术 80g，泽泻 10g，茯苓 20g，肉苁蓉 10g。

问及为何便秘却用白术 80g，曰：患者虽体瘦，但舌质淡暗，脉细，肿胀，属脾肾阳虚，气虚推动不足，故便秘，故可用白术。

胀为肿之渐，肢体胀即为水湿停留，水钠潴留，故以当归芍药散活血利水。

案15 一患者，血尿 1 年余，反复发作，曾有肾盂肾炎病史，自述小便不适，但无频、急、痛等症，腹泻，腰酸，舌淡胖，苔白，脉沉细，考虑证属脾肾阳虚，膀胱失固，故给予济生肾气丸加味：桑寄生 30g，熟地 10g，山萸肉 10g，山药 20g，菟丝子 30g，附片 10g，肉桂 3g，车前子 10g，牛膝 10g，白术 30g，砂仁 3g，生甘草 10g。

许老看后，认为辨证对路，未受西医诊断限制，而是以辨证论治，其方向是对的，但若他处方，根据患者脾肾阳虚之体，并伴腹泻，则用附子理中汤加黄柏、葛根、黄连或真武汤，亦可用固阴煎加黄柏、肉桂，因牛膝、车前有通利作用，对血尿不利。

案16 赵某，70 岁，尿频急 1 个月，呈泡沫状，头晕，血压 158/100mmHg，尿常规示白细胞 2~3 个，脉弦滑有力，许老以益气缩尿为法：党参 30g，菟丝子 50g，桑螵蛸 10g，山萸肉 10g，益智仁 10g，当归 10g。

许老主张在治疗慢性病时一般加用活血药，因有虚必有滞，虚必兼滞，"流水不腐，户枢不蠹"，故除了急性病，慢性病均有虚，故治疗慢性病均加用活血药，因有虚就有滞，在辨证论治基础上加用活血药。

（十二）黄体囊肿破裂论治

王某，女，35 岁。左卵巢黄体囊肿破裂反复发作 9 年，1997 年 2 月 28 日再次发作，子宫直肠陷窝积血积液，较子宫面积大，自觉下腹胀，会阴坠胀，有尿意，便干。证属气滞血瘀。许老处方：桂枝 10g，茯苓 10g，桃仁 10g，赤芍 10g，血竭粉 1.5g，丹参 15g，当归 10g，川芎 10g，三七 3g，川楝子 10g，䗪虫 10g。

配合中药灌肠、理疗、外敷、静脉滴注。

经期处方：当归 30g，川芎 10g，蒲黄 10g，生五灵脂 10g，党参 10g，三七 3g，益母草 15g。

以上治疗为发作期后 10 天的治疗方案，黄体囊肿破裂以后，大量渗出液积聚盆腔，气血阻滞，形成湿瘀互结，故许老用活血利水药促进瘀血积液吸收，配合中药灌肠以增加疗效。许老说：卵巢囊肿破裂发作期时不宜用大量活血药，因出血尚未停止，恐伤血动血，宜以黄芪益气摄血为主，同时配合蚤休清热解毒凉血以预防感染，另加一味三七活血止血，止血而不留瘀。处方如下：生黄芪 60g，三七 3g，蚤休 10g。

（十三）活血药治愈慢性咽痛

最近许老治愈一患者，咽痛数月，抗链球菌溶血素 "O" 高，用多种抗生素治疗无效，故请许老用中药调理。许老以桃红四物汤加桔梗、生甘草、山豆根、鱼腥草 10 剂药治愈。

许老认为对于慢性炎症患者，局部组织一般均出现炎性肿胀、增生或粘连，属中医血瘀之证，故许老对于慢性咳嗽、咽痛患者，常选用桃红四物汤等活血化瘀药消除充血肿胀，以桔梗、生甘草引药上行，山豆根、鱼腥草清热解毒利咽，常常获良效。

许老认为山豆根清热解毒之力远远强于金银花、连翘。

（十四）试胎法

孙某，女，27 岁，既往月经规律，现月经错后 10 天，查尿妊娠（-），脉无明显滑象。许老师以佛手散合桂枝汤试之：当归 30g，川芎 10g，桂枝 10g，白芍 10g，甘草 10g，干姜 5g，大枣 6 枚。

许老认为可以此方试胎，对于妊娠征象不明显者，服此方可验证是否怀孕，妊娠者脉象可转滑数，否则应来月经。

（十五）提壶揭盖法治疗妊娠高血压综合征（简称妊高征）

佟某，女，34 岁，既往两次妊高征史，此次怀孕 3 个月时要求服中药保胎，许老以当归芍药散加味：当归 10g，白芍 10g，白术 30g，茯苓 30g，泽泻 10g，生黄芪 15g，黄精 25g，葛根 10g，羚羊粉 3g。

至怀孕 7 个月时，出现尿蛋白 1.0g/L，四肢肿胀感。许老加桔梗 10g、紫菀 10g，开肺气以通利水道，取提壶揭盖之意，因妊娠期间不能过于利尿，采用宣肺气之法有独到之处。

生黄芪:据现代药理研究有中度的利尿和降压作用,能扩张冠状血管和全身末梢血管,适用于虚性水肿和虚性高血压。

(十六)经验方(月经过少、外阴白斑、黄褐斑)

总结许老处方,对于月经过少、人流后月经过少、外阴白斑、月经少伴黄褐斑属精血不足者,以滋补肝肾、养血益精为主。处方:党参15g,当归20g,熟地10g,何首乌20g,紫河车10g,枸杞子20g,丹参30g。随证加鹿角胶、龟甲胶、巴戟天、茺蔚子。

当归、熟地、何首乌、紫河车、枸杞子补肝肾、益精血,党参益气养血,丹参功同四物,养血活血又可加强局部血液循环,改善局部营养状况。月经过少,不宜理气,恐伤阴血,月经后期可加巴戟天、茺蔚子等温肾之品,使其阳生阴长。

联系上述许老治脊髓空洞症处方,凡属精血不足者,均可选用此方,明显不足者,可加鹿角胶、龟甲胶血肉有情之品,加强滋补力量;月经后期不用二仙温肾,因其温燥,易伤阴血;外阴白斑可加用桑椹子、女贞子。

(十七)简析古代医方特点

许老治病善用经方,尤其是《金匮要略》妇人三篇中出现者。仔细剖析古人妇科医著可以得出,《金匮要略》及《妇人大全良方》病因偏于实证,以气寒湿为主,而《景岳全书》及《傅青主女科》病因偏于虚证,以肝脾肾不足为主。故许老教导我:遇实证方选《金匮要略》《妇人大全良方》;遇虚证则综《景岳全书》《傅青主女科》,大补肝脾肾。

《金匮要略》妇人三篇认为妇女病因病机为虚、积冷、结气以致血寒积结,胞门寒伤,经络凝结。治疗以治病祛邪为主,温经散寒、理气活血,很少有补剂,补虚之方仅有建中汤、当归生姜羊肉汤、甘麦大枣汤,仅干姜人参半夏汤用人参,区别于张景岳、傅青主的大补肝脾肾。

(十八)对中医辨证论治的点滴体会

今随许老门诊,遇一男性患者,精液液化时间2小时,白细胞3~4个,其他指标尚可,职业为司机,诊断考虑为前列腺炎。按常规讲,应以清热利湿、理气活血为主,但许老处方为:当归10g,白芍10g,生地10g,川芎10g,女贞子 25g，沙苑子 30g，菟丝子 30g，枸杞子 30g，车前子 10g，生黄芪 30g。

以四物五子为主。问及许老用意，谓患者体瘦、纳差，舌脉无湿热之象，先以平补肝肾为主，调养正气，若只注重化验结果，而不考虑全身体质，祛邪则会伤及正气，欲速则不达。

跟随许老临床实践越长，对中医的辨证论治思想体会越深，中医治病疗效好坏，绝不是一两个经验方能解决的。首先经验方有严格的适应证，不是某病对应某方，而是"有是证用是方"。其次，选方用药要考虑患者的体质、胃肠情况，妇女要考虑月经不同时期，用药均应有所不同，治疗步骤先后主次要有区别。

（十九）《金匮要略》妇人三篇中活血化瘀方剂

许老师临床用药善用经方，特别是《金匮要略》妇人三篇中所列方剂，前边提到《金匮要略》病因多为实邪，治疗以祛邪为主。《金匮要略》妇人三篇活血化瘀方剂及组成如下（图 3）。

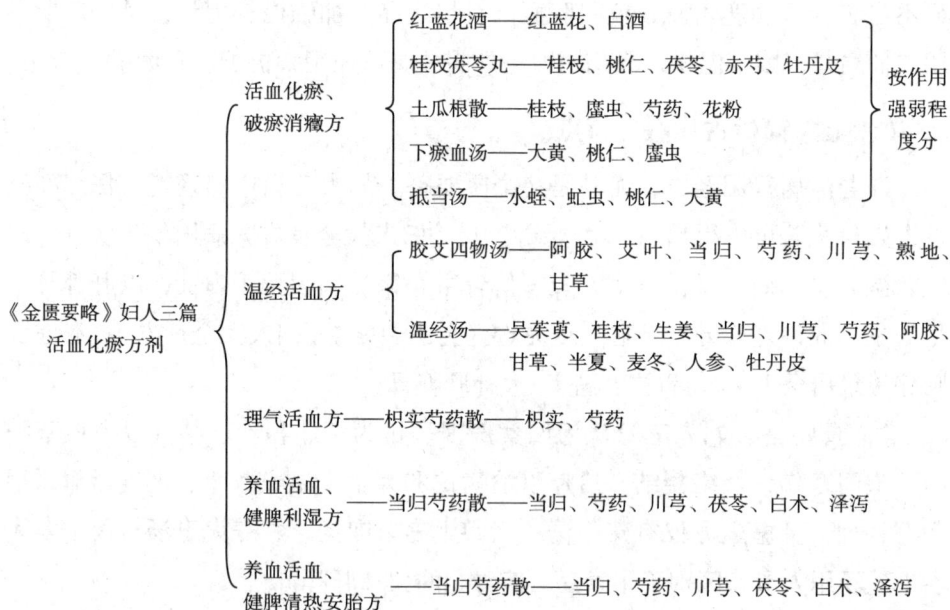

```
                          ┌ 红蓝花酒——红蓝花、白酒
                          │
                          │ 桂枝茯苓丸——桂枝、桃仁、茯苓、赤芍、牡丹皮
              活血化瘀、    │                                              │ 按作用
              破瘀消癥方 ┤ 土瓜根散——桂枝、䗪虫、芍药、花粉                │ 强弱程
                          │                                              │ 度分
                          │ 下瘀血汤——大黄、桃仁、䗪虫
                          │
                          └ 抵当汤——水蛭、虻虫、桃仁、大黄

                          ┌ 胶艾四物汤——阿胶、艾叶、当归、芍药、川芎、熟地、
              温经活血方 ┤              甘草
                          │
《金匮要略》妇人三篇         │ 温经汤——吴茱萸、桂枝、生姜、当归、川芎、芍药、阿胶、
活血化瘀方剂 ┤             └          甘草、半夏、麦冬、人参、牡丹皮

              理气活血方——枳实芍药散——枳实、芍药

              养血活血、
              健脾利湿方 ——当归芍药散——当归、芍药、川芎、茯苓、白术、泽泻

              养血活血、
              健脾清热安胎方 ——当归芍药散——当归、芍药、川芎、茯苓、白术、泽泻
```

图 3 《金匮要略》妇人三篇活血化瘀方剂及组成

对于血瘀证，一般多以活血化瘀和破瘀消癥为总的治疗原则，同时配伍温经、理气、凉血、软坚等药物辅助治疗。前者不一定为有形瘀血，或仅为血行缓慢，不够通畅；而后者则已形成有形瘀血或已形成死血。故根据瘀血

的不同程度，应选用作用强度不同的活血药。

①对于无形的瘀血，一般选用当归、芍药、川芎、益母草等药。

②若有形瘀血尚不明显时，一般选用桃仁、红花、蒲黄、五灵脂等化瘀药。

③对于有形血块，应选用三棱、莪术、血竭、苏木等破血消癥药。

④对于有形死血，当选用水蛭、虻虫、蟅虫等虫类药逐瘀消癥。

《金匮要略》妇人三篇中活血化瘀方剂正是按照以上原则而设，临床应用时，可根据瘀血的不同程度及兼症，在其中选用相应方剂。

（二十）用药经验总结

（1）海金沙：一般用量 30~60g，少量无疗效，熬不出。

（2）威灵仙配桂枝可松解粘连。

（3）延胡索、川楝子作用偏于消化系统，妇科疼痛少用。

（4）鹅不食草：治鼻窦炎效果好。

（5）川断：常用量为 30g，补肾强腰，活血；保胎用 15g。

（6）当归：生用活血力强，炒用能用于便溏患者。

（7）木蝴蝶：治疗咽痛有效。

（二十一）用药避免单打一

许老师选方用药短小精悍，但方剂组合、君臣佐使鲜明突出。他强调处方一定要避免单打一，清一色，应活中有止、清中有补、止必兼行、行必兼固，这样才能体现中医一分为二的辨证思想，否则单纯清热不如西医的消炎退热药，单纯滋补不如西医的营养药。体现许老这一思想的典型方剂如下。

（1）益气摄血方：党参 50g，三七 3g，仙鹤草 50g，当归 10g，桑叶 10g。其中当归有止必兼行的作用，桑叶有反佐作用。

（2）滋阴凉血止血方：女贞子 30g，墨旱莲 30g，三七 3g，当归 5g。其中当归有止必兼行的作用。

（3）化瘀止血方：生化汤加党参，其中党参起到了攻中有守、行必兼固的作用。

处方清一色，单一无变化或模仿西医观点开中药是我们年轻中医大夫常犯的毛病，应注意借鉴老中医的经验。

（二十二）奔豚气证治

一患者，自述下腹痛，尿灼热，尿黄，口干、口苦、咽痛，腹部有气，向胸口上窜，妇科检查无明显阳性体征，舌质淡，水滑，脉细滑。白带色白质稀。许老诊为奔豚气，处方：桂枝 10g，白芍 10g，甘草 10g，当归 10g，川芎 10g，黄芩 10g，生姜 3 片，大枣 10g，丹参 10g。

奔豚气一名出自《灵枢·邪气脏腑病形》。《难经》列为五积之一，属肾之居。《金匮要略·奔豚气病脉证治》论述曰：奔豚气上冲胸，往来寒热，奔豚汤主之：甘草、川芎、当归、半夏、黄芩、葛根、芍药、生姜。桂枝加桂汤发汗后气从少腹上至心。茯苓桂枝甘草大枣汤发汗后脐下悸者，欲作奔豚。

另有论述：气从少腹上冲胸脘咽喉，发时痛苦剧烈，或有腹痛，或往来寒热，病延日久可见咳逆、骨痿、少气等症。多由肾脏阴寒之气上逆所致或肝经气火冲逆所致。

观此患者，尽管内热症状较多，但舌脉并无热象，妇科检查亦无阳性指征，白带色白质稀，应为肾脏阴寒之气上逆，至于表现的一些热象及尿灼热，考虑为挟有肝经的郁热。许老用奔豚汤合桂枝汤治疗，桂枝未加量，用黄芩清热，全方作用平和，处方水平极高，灵活运用古方。

（二十三）子宫内膜异位症治疗显效病案思路探寻

最近门诊患者以不孕症、子宫肌瘤、子宫内膜异位症居多，此类患者治疗周期均比较长，短期内很难见效，但其中有两个患者属子宫内膜异位症，有显著疗效。

案 1 田某，35 岁，经期左腹股沟痛 3 年，月经中期下腹痛 1 年，诊为子宫内膜异位症、子宫腺肌病，为巧克力囊肿剥离术后的后遗症。许老首以软坚散结为法软化结节。因病程很长，直接活血化瘀不宜消散。处方消瘰丸（①方）：玄参 10g，贝母 10g，生牡蛎 10g，三棱 10g，莪术 10g，海藻 10g，昆布 10g，夏枯草 10g，鸡内金 10g。

后值经中期下腹痛，许老以活血化瘀止痛为法，处方（②方）：党参 15~30g，赤芍 12g，川芎 10g，丹参 30g，血竭粉 1.5g，三七粉 3g。

经期左腹股沟痛，许老以益气化瘀止痛为主，考虑其久病必虚，寒凝血滞，需温通，加用附片。处方（③方）：生黄芪 50g，三七粉 3g，当归 30g，血竭粉 1.5g，附片 10g，败酱草 20g，丹参 30g。

经上述治疗，患者疼痛症状明显减轻，B 超复查包块缩小。

案 2 杨某，42 岁，经期腹痛，逐渐加重 6 年，诊为子宫内膜异位症，就诊时正值经期，许老处方（④方）：当归 30g，川芎 10g，川乌 10g，草乌 10g，血竭粉 1.5g。

患者述痛经时用此药有明显的止痛作用。

子宫内膜异位症是目前比较难治的病，从许老治疗的多数病例来看，上述④方在经期有很好的止痛作用，西药止痛作用单一，而此方既活血化瘀，又温经止痛，符合本病的发病机制，故辨证治疗，止痛效果显著。平时治疗，许老以消瘰丸（①方）为主，软坚散结，辅以活血化瘀，软化结节；若患者腹痛明显，则以活血化瘀止痛②方为主，病久可加附片温通。

（二十四）回奶一例论证

一患者，产后 3 个月欲回奶，述病史：产后曾两次患急性乳腺炎，经抗炎缓减。现两乳均有硬结，按之痛，乳汁质稀，许老处方：鹿角霜 20g，赤芍 15g，生甘草 10g，炒麦芽 50g，穿山甲 10g，蒲公英 20g。

细细剖析此方，看到许老用药很有经验。此患者属急性乳腺炎，大量用寒凉消炎药后使局部气血凝滞，乳痛结块经久不消，许老以温通疏散、解毒消肿为主，配以回奶之品。切中病机。其中鹿角霜温散行血消肿，穿山甲活血通经，消肿排脓，能走能散，赤芍活血消肿止痛，蒲公英、生甘草解毒，配以大剂量炒麦芽回乳，寓收于通中，双向调节，有绝妙之处。

（二十五）辨证论治，常中有变

临床见一验案，仔细分析许老的用药过程及询问他对此病的用药意图，更强化了我对于中医治病要辨证论治及因人而异，而不是一病一方，只重视经方、验方即能出疗效的认识。常中有变，不拘一方。

陈某，35 岁，月经量多伴大血块 7 年，贫血，血红蛋白低于 7g，月经周期 7 天 /40 天。B 超示子宫肌瘤。

一般来讲，许老治子宫肌瘤常用消瘰丸或桂枝茯苓丸加减，但对此患者许老却用：柴胡 10g，当归 10g，白芍 10g，丹参 30g，三七 3g，香附 10g，益母草 20g，及补中益气汤调治。

许老认为此患者虽有肌瘤，但继发贫血，血红蛋白低，若过于用活血药，患者身体难以接受，故用柴胡、当归、白芍调周期，丹参、三七、益母草较为平和的活血药缓攻调治来治疗肌瘤。外肌瘤者，子宫收缩差，许老采用补中益气汤加益母草，益气升提并加强子宫收缩。这充分体现了中医治疗子宫肌瘤的用药原则，体质好，以攻为主，但要衰其大势而止。体质弱，或继发贫血者，应攻补兼施或先补后攻。

（二十六）个人验案记录

最近独立看了几个患者，疗效很突出，赢得了患者的信任，愿意请我继续复诊，我心里感到很高兴，也深深感谢许老向我传授的中医宝贵经验，没有他的言传身教，我不会有这点小小的进步，他的不少经验方，只要辨证准确，用之即效，因此我是十分佩服许老的。

案1 徐某，经期延长，中期出血，不孕，血红蛋白低，我认为她是脾肾阳虚体质，初诊时正值经期，带经已 9 天未止，量少，处方：党参 50g，三七 3g，当归 10g，墨旱莲 20g，山萸肉 10g。

3 剂药即止，后用八珍冲剂、安坤赞育丸调卵巢功能，当月即怀孕，孕后少量阴道出血，给予保胎。

案2 孙某，16 岁，半年闭经，时有少量鼻出血，在国医堂服药无效。我考虑她为肝经郁热上冲，处方：茜草 30g，当归 20g，川芎 10g，赤芍 10g，牛膝 15g，益母草 20g，生地 10g。

服药 1 剂即来月经，量、色正常，带经 7 天，继以调补肝肾为法：柴胡 10g，当归 10g，白芍 10g，生地 10g，山萸肉 10g，山药 20g，牡丹皮 10g，丹参 10g，菟丝子 20g，女贞子 20g，川断 30g，香附 g，益母草 10g。

案3 王某，45 岁，既往月经规律，量多。腹痛，近 2 年来月经提前，量多，有血块，经期腹痛，需服止痛片。B超示子宫增大，经期眼睑肿，腿肿，平时便秘，月经刚干净。舌淡暗胖，苔白，脉滑。考虑为子宫腺肌病或功血。因值绝经前，辨证为脾肾阳虚，血失统摄。便秘为子宫后位增大压迫所致，方以益气养血利湿、软坚，促其绝经，以当归芍药散、知柏地黄丸、消瘰丸加味。处方：党参 15g，生芪 15g，生地 15g，山萸肉 10g，山药 20g，泽泻

20g，茯苓 20g，白术 15g，生牡蛎 15g，玄参 10g，大贝母 10g，鸡内金 10g，盐知柏各 10g，当归 10g。

考虑经后先以益气养血软坚之品抑制子宫内膜生长，之后应加用丹参、三棱、莪术等活血之品。此方阴药不少，而舌脉为脾虚之候，活血药不足，可否用桂枝茯苓丸加三棱、莪术？

经后用中成药慢炎灵 1 号（中）、八珍冲剂（早、晚）1 周。

（二十七）同病异治肠痈

今随许老门诊，看两个患者，同是阑尾炎患者，一个以下法为主，一个以补法为主。

①下法：薏苡仁 20g，附子 10g，败酱草 10g，当归 10g，大黄 5g，桃仁 10g。

②补法：太子参 15g，白术 20g，干姜 5g，生甘草 10g，砂仁 3g，三七粉 3g，当归 20g，附片 10g，败酱草 30g。

阑尾炎中医诊为肠痈，在《金匮要略·疮痈肠痈流淫病脉证并治》已介绍其表现及代表方。治疗原则为脉洪数者，脓已成，不可下，薏苡附子败酱散，脉迟紧者，脓未成，可下之当有血，大黄牡丹汤主之。

大黄牡丹汤证——少腹肿痞，按之痛，发热，恶寒，自汗出，脉迟紧。

薏苡附子败酱散证——腹皮急，按之濡，身无热，肌肤甲错，脉数。

（二十八）辨证论治男性不育 2 则

先后见两个男性不育患者，体瘦，阴虚体质，查精液常规有前列腺炎。许老一般治疗前列腺炎先用四逆散加丹参、三七、蒲公英等。但对阴虚火旺患者，许老则先用六味地黄丸或六味地黄丸加丹参、三七、蒲公英，以滋肾阴、清虚火为主。调整体质，使其强壮后，继可再用四逆散加味。

王某，男，34 岁，体瘦，精液常规：24 小时不液化，白细胞高，腰酸，纳差，脉细。许老处方：柴胡 10g，当归 10g，生地 10g，山药 10g，山萸肉 10g，丹参 30g，三七 3g，砂仁 3g，蒲公英 20g。

以上反映了许老治病始终体现辨证论治的原则，因人而异，具体患者具体分析，而不是一方对一病。

薪火相传

177

（二十九）辨证论治降抗链球菌溶血素"O"（简称抗链"O"）

许老谓：2 年前，其外孙因感染后抗链"O"持续不降，无特殊症状，仅有咽红，曾请东直门儿科专家刘老就诊 1 年，以清热解毒凉血药治疗，指标不降，而且脾胃虚寒，食欲很差。后许老治疗以桃红四物汤加党参、黄芪 3 个月，指标降至正常。许老认为对于慢性咽炎，一般局部黏膜充血水肿，用活血化瘀药可促进局部炎症吸收消散。若急性咽炎，局部红肿热痛，应以清热解毒凉血为主。

（三十）推气散临证应用

一患者，女，45 岁，烘热汗出，但主要痛苦为腰痛，行走困难，稍一活动则大汗出。查体腰椎无压痛，肾区无叩击痛，两侧肌肉无压痛。许老认为此乃西医神经痛，中医则应为气滞，用推气散加味。处方：细辛 3g，肉桂心 5g，片姜黄 10g，甘草 10g，马钱草 0.6g（分冲），生白芍 30g。

（三十一）辨证论治治疗慢性咳嗽

高干门诊护士的孩子咳嗽 3 个月，请医院各位有关专家看过，服药后均无效。请许老诊治，孩子因服用多种抗生素、寒凉药，常述胃脘部疼痛，无食欲。许老师考虑药物伤及脾胃，使抵抗力降低，无力祛邪，另外脾为生痰之源，脾伤则痰湿内生，贮于肺部，故咳嗽不止。许老以香砂六君子汤加枇杷叶治疗，孩子明显感食欲增加，咳嗽也逐渐好转，令该护士佩服之极。这一例充分体现了辨证论治的优势。

（三十二）治疗失眠的独特思路

许老谓自己治疗神经衰弱与他人相反，他认为失眠是由于白天不能高度兴奋，晚上神经才不能高度抑制。所以他不主张用镇静药，而选用白人参、淫羊藿等药使白天神经高度兴奋，使晚上达到抑制。

白人参性平，可营养神经，对神经系统症状如心烦、出汗、失眠有很好的疗效。

验案：蔡某，女，38 岁，因孩子病故，心情不好，故乳房胀，烦躁，腹胀，失眠，许老处方：柴胡 10g，当归 10g，白芍 10g，丹参 30g，路路通 10g，炒麦芽 30g，橘叶 15g，太子参 15g，远志 10g，王不留行 20g，制香附

10g，益母草 10g。

服药后症状明显减轻，许老以调肝和胃、活血通络为法治疗，疗效显著。

（三十三）随证辨治，异曲同工

临床见一患者，35 岁，因月经稀发，诊为卵巢早衰，于 10 月 11 日就诊，共治疗 4 个月，期间又发现大三阳，出现干呕、食欲减退、肝区痛、下肢酸痛等症状，许老以补肾养血调经为主，当患者出现肝脾症状时，又转向调肝健脾、降逆止呕，下肢症状明显时又益气活血通络、调和营卫，症状消失后又转为调补卵巢功能。虽然整个治疗过程未专治卵巢早衰，但通过调理其他脏器功能亦可促进卵巢功能，脾气健，肝气疏，亦可促使冲任二脉通畅，气血充盈，故次年 1 月 21 日、2 月 16 日两次月经按时来潮，血量逐渐增多。这体现了许老师辨证论治运用得得体自如。

总结其临证选方用药经验如下。

（1）乙肝（阴虚型）：一贯煎加减。柴胡 10g，当归 10g，白芍 10g，石斛 10g，枸杞子 20g，生地 20g，川楝子 10g，麦冬 10g，合欢皮 10g。

（2）厌食，干呕：太子参 15g，橘叶 15g，砂仁 3g，代赭石 20g，旋覆花 10g，丁香 10g，柿蒂 10g，沉香 3g，清半夏 10g，当归 10g，干姜 6g。

（3）降转氨酶：茵陈 50g，当归 30g，三七粉 3g，大枣 20g。

（4）下肢酸痛：桂枝 10g，生白芍 15g，甘草 10g，白术 20g，陈皮 10g，当归 30g，鸡血藤 20g，红花 1.5g，附片 6g。

（5）月经稀发、量少：生黄芪 30g，当归 20g，何首乌 20g，枸杞子 20g，丹参 30g，紫河车 10g，川断 30g，西红花 1.5g，鹿角片 10g。

（三十四）同病异治，辨证论治治发热

一患者，下腹痛，低热，用抗生素治疗 1 个月无效。许老考虑患者久病伤阴，阴虚低热，故处以青蒿鳖甲汤加味：青蒿 10g，鳖甲 10g，知母 10g，地骨皮 10g，生黄芪 30g，三七 3g，当归 10g，益母草 10g。

青蒿鳖甲汤滋阴清虚热，生黄芪、三七、当归、益母草益气活血，化瘀止痛，服药 1 周后体温正常，复加生地、百合养阴。

谈及此病例时，许老讲到以前曾治一患者，妊娠后每月发热一次，用抗生素无效，他每次 1 剂药即可使患者体温恢复正常。分娩时又高烧 40℃，用

抗生素无效，因患者苔腻，他辨证以柴葛解肌汤加减，每6小时1剂，2剂药烧退。

第二节　王清跟师心得

一、许老辨证治疗子宫腺肌病简析

子宫腺肌病是指子宫内膜向肌层良性浸润，并在其中弥漫性生长的一种疾病，病理表现为镜下异位内膜小岛，内膜小岛由典型的子宫内膜腺体与间质组成，小岛内还可见内膜呈瑞士干酪样增生过长或蜕膜样或子宫内膜息肉样改变。近年来因子宫腺肌病其病因、发病机制与子宫内膜异位症的不同而被作为一个独立的疾病来研究。虽然其发病原因和机制仍不清楚，但是孕次、产次、习惯性流产史、人工流产次数较多的患者以及宫内放置节育器的患者的患病率明显高于对照人群。有关研究表明，宫腔操作可能是本病的发病原因。现今妇产科学因腔镜手术的飞速发展，子宫内膜电切术、热球滚球珠内膜去除术、微波内膜去除术等在临床应用越来越多，其操作时引起内膜损伤，且内膜有残留，日后再生和修复过程中也容易向肌层生长而发病。可以预见，本病的发病率会呈上升趋势。

子宫肌腺症主要发生于30~50岁的妇女，主要的临床表现是继发性痛经伴进行性加重（53.4%），月经过多或紊乱（69.4%），下腹痛（9.7%），少部分无症状（11.7%）。可见，痛经和月经过多是困扰子宫肌腺症患者的两大主要的症状。国外学者Bird认为痛经的程度与异位内膜浸润的深度有关，深度越深，痛经越重。因为深度越深，排泄越困难，痛经发生率越高。国内专家周林之认为痛经与异位内膜分泌期腺体显著相关，表现为异位内膜分泌期腺体数量与痛经的发生数成正比。可见，引起本病的主要症状痛经的原因是多因素的。

目前本病的确诊方法是手术切除的病理标本。B超和MRI（核磁共振）是本病诊断最重要的方法。有报道，阴道B超诊断敏感性为86.6%，特异性为96.2%。MRI的T2W影像诊断对本病的诊断有较高的特异性。此外，CA125也作为一种诊断和评估子宫腺症疗效的重要参考指标。

目前西医治疗本病的主流是手术切除子宫。对于小的较浅的腺肌瘤可以在宫腔镜下行保守性手术。药物治疗首推 GnRH-α 及反向添加疗法。也有报道用米非司酮治疗本病。国外用左旋 18 甲基炔诺酮的宫内节育器（1NG-IUD，曼月乐）治疗子宫肌腺症痛经及月经过多取得一定效果，但对月经过多和轻中度痛经效果较好，对重度痛经疗效欠佳。上述药物治疗，停药后的复发率均比较高。西医手术疗法对于有生育愿望和要求保留子宫及接近绝经期的患者来说不是首选，且有过度治疗之虞；药物疗法存在费用较高，治疗期间有不良反应，有些药物疗效也是在摸索阶段、疗效尚不确定，停药后复发快等问题。

国内中医药对子宫内膜异位症的研究一直方兴未艾。对子宫腺肌病的单独立方论药的研究尚未报道。许多文献在子宫内膜异位的研究中混有子宫腺肌症的病例，但其诊断和治疗及结果判定按照西医子宫内膜异位症标准进行，均较不规范。虽然两种疾病都可能涉及痛经和月经过多的表现，中医的病机均可以从瘀血立论，但子宫腺肌病临床以痛经和月经量多为发生频率最高的两大主要表现，其发病的病变部位在子宫肌层，病位单一，发病多为 30~50 岁妇女，有其特殊的人群和特点，故而子宫腺肌病病变有明确的定位，病因病机相对较为单纯，而子宫内膜异位症发病人群为整个生育期妇女，其以慢性盆腔疼痛、痛经、月经不调和不孕为主要临床表现，其病变部位定位在冲任督带及胞脉，病机较复杂，虽血瘀为总则，但可分各种类型论治，血瘀可兼寒热虚实之不同。所以，就发病特点、病因病机而言，子宫腺肌病和子宫内膜异位症中医也应分别论治。

子宫腺肌病多数发生于 30~50 岁妇女，患者多有经、孕、产、乳，甚至多次人流或其他宫腔操作史。临床表现为痛经、月经过多及因此而产生的相应并发症，如不孕、贫血等等。许老认为，本病的发生在于多次的孕堕或宫腔操作，损伤了肾气，使冲任、胞宫气血不调，导致气虚不摄，此为发病之本；胞宫功能受损，经血不循常道，变成离经之血，离经之血蓄积胞宫，日久形成胞宫癥瘕之证，此为发病之因。因瘀血阻滞而有不通则痛之证，因肾气亏损，气血不足而摄血无常而有月经量多。从而本病的绝大多数表现为痛经和月经量多。且检查可有子宫增大，质地较硬，B 超和 MRI 可见密度不均的团块影像等征象，均符合中医的血瘀顽证"癥瘕"之范畴。所以，本病病位在胞宫，病性为虚实夹杂，病机为肾气不固，气虚血瘀，病证为胞宫癥瘕。虽然病变顽固，但因主症、病因病机及病位相对较单纯，所以能按照中医的治病原则组方论治。

许老在治疗子宫内膜异位症的方药临床实践研究中发现，自拟的内异煎在治疗子宫肌腺症患者改善痛经和月经过多这两大主要症状上有着明显的疗效。因此，在临床实践的基础上，根据本病的病因病机，拟法补肾益气，活血散结，精选药物组方，方中活血化瘀散结药物止痛以为君，治疗发病之因血瘀癥瘕，益气升提补肾药物为臣药，治发病之本，方证对应，与病机丝丝相扣，故能很好地改善临床痛经和月经过多两大症状。本方旨在用传统中医药方法，辨证论治，从改善症状入手，按照中医治疗疾病的理、法、方、药一一对应的原则组方，从而保证取得可靠疗效。对于患有本病，但要求保留子宫和有生育愿望的妇女，能明显改善症状，提高生活质量，而对于接近绝经期的妇女，则可以帮助她们顺利过渡到绝经，达到治疗本病的目的。

针对西医及西药疗法存在过度治疗和费用高、不良反应大、复发率高等特点，研究中药治疗本病有成本低、症状改善明显、安全有效等经济学效益。目前因病例尚不够多，希望能以此抛砖引玉，与众医家共同探讨子宫肌腺症的中医治疗方案。

二、许老思辨诊病处方

最近与许老出门诊和管理患者共200余人次，接诊妇科常见疾病和常用方药。许老出诊多是思辨处方。

（1）子宫肌腺症：患者10人次，用方分别为：内异煎、消瘰丸，经期则用仲景当归芍药散等。

（2）闭经：①肝肾阴虚型：以补益肝肾为主，兼以活血调经。常用方（自拟方）：熟地10g、当归30g、白芍10g、山萸肉10g、紫河车10g、枸杞子20g、女贞子20g、川断30g、香附10g、益母草20g等。②肾阳虚型：以温补肾阳，兼以活血调经。常用方（自拟方）：仙茅10g、淫羊藿10g、巴戟天10g、肉苁蓉10g、女贞子20g、枸杞子20g、沙苑子20g、菟丝子20g、当归30g、香附10g、益母草20g等。③肾虚痰湿型：以温肾补脾为主，佐以化痰活血。常用方（自拟方）：鹿角霜10g、生黄芪30g、当归30g、白术15~30g、枳壳 15g、半夏 10g、昆布 10g、益母草 20g。

（3）盆腔结核：妇科Ⅱ号、阳和汤。

（4）功能失调性子宫出血：崩漏在临床多见于青春期和更年期妇女，育龄期妇女较为少见，育龄期常表现为经期延长或经前少量出血等症状，即西医所指黄体功能低下。崩漏的发病机制仍属肾虚，肝肾功能失常。由于它在临床是以子宫不规则出血为主要表现，故治疗应首先以止血为主，血止之后，再补肾调肝，调整卵巢功能，恢复排卵。崩漏出血期，一般以气虚、血热、血瘀三型辨证论治，具体治疗方法如下：气虚者，用温阳止血方（自拟方）：鹿衔草 30g，党参 50g，三七粉 6g（分冲）。血热者，以犀角地黄汤加减，犀角可用玳瑁或水牛角代替：玳瑁 20g、生地 30~50g、牡丹皮 15~30g、生白芍 15~30g、三七粉 3g（分冲）等。若小量出血不止，久治不愈患者，应考虑血瘀证，以生化汤加减。对于出血时间较长者，一般多在辨证基础上加用黄芩、蚤休、桑叶、黄柏等清热解毒凉血之品，以防治感染。血止后，继以调整月经周期，恢复排卵，方法基本同闭经。疗程一般需 3~6 个月。对于黄体功能不全，表现为经前少量出血，基础体温双相，但高温期短者，一般以调肝补肾法为主，方选定经汤加减：柴胡 10g、当归 10g、白芍 10g、山萸肉 10g、山药 20g、紫河车 10g、菟丝子 50g、川断 30g、制香附 10g、益母草 10g 等。此方可促进黄体发育，增进黄体功能。若为黄体萎缩不全，表现为经期延长，基础体温下降缓慢者，则以活血化瘀法，促进子宫内膜剥脱，方选栝楼根散。

三、许老谈中医科研

谈话随录（一）

中医的精髓是辨证论治，丢掉了它，就很难培养出真正意义上的中医大夫。

中医学院现在培养出的中医学生实际上如当年崔月犁部长所说，是两个中专水平的医生，即西医的中专水平和中医的中专水平。

中医的教材太多的是推测性症状，故而被西医讥讽为缺乏硬性指标，都是软指标，是黑箱操作。实际上是编写人的问题。比如功能失调性子宫出血，多数患者会出现贫血症状，血热一证毕竟是少数，且血热此时并非以面色红、舌红、心烦等为主症，什么病都会心烦，故心烦不应该作为辨证依据之一。在出血的情况下，应以脉象为主来进行辨证分析。妊娠高血压中医称为"眩晕"不科学，因为低血压、美尼尔综合征等都可以出现眩晕。故辨证时需要在眩晕的基础上加上血压高一项，此时需要中西医合参。

中医的科研需要用动物实验来证实，所谓一期临床 20~30 例，二期临床 200 例，三期临床 ≥ 300 例等等与中医几千年来医学实践经方所受到的检验相比，还能有什么可比性呢？人身上都实践了 2000 多年的东西，如何要回到低等动物身上去重新证明科学性？

新制中药中出现许多问题，如双黄连，金银花、黄连均为清热中药，违背了中药组方原则，古代名方安宫牛黄丸等内也有热药，反映了中医的理论和制方原则。现代西医"畏热如虎，喜凉如饴"，认为多数疾病是炎症，无论急性或慢性的都用清热药物，实际上多数慢性炎症是属于中医的瘀、寒、结等的范畴，并不能一概清热的。

谈话随录（二）

中药处方如量体裁衣一般，每个人都有自己的实际身材，如每人都应该有个体化的处方一样。因此中医的个体化治疗的确存在优势，也是疗效的根本保证，与西医治疗有根本的不同。

中医的根本在辨证论治，日本汉方研究为方证研究违背中医的根本，注定要失败。

中医治疗某一疾病应该立系列处方，绝不能以一方统治某病。

中医的科研不能按西医的方法论来设计。中医的实践来源于人体试验，没有必要到低等动物身上去验证。

北方的天气寒凉但燥，故可用银翘解表，南方暑热但湿气重，故可用麻桂解表。故中医的天人相应非常有道。

中西医会诊的区别在于西医求诊断，中医求方药。

四、许老关于临床教学的点滴体会

最近，笔者比较关注教学中的问题，因而与许老谈及中医教育教学问题。教学的最大问题在于学不能以致用。从自身成长经历和现行的教学体会中都有如此的问题。

许老认为教学的教师必须经常让从事基础和从事临床的人交换工作场所，也就是说基础教师要从事一定的临床工作，而从事临床工作的则要潜心研究学习经典著作。大家都经过理论—实践—理论的螺旋式上升才能提高，才能给学生讲课言之有物。

教材的编写不需要八股式的古文编排，需要的确有疗效的古方和当今医家经验方。因为经验方都是医家历经由博返约、去粗取精而形成的。

中医疾病的主症不能做成八股文，主症一个，可以为症状，可以为脉象，可以为舌苔，不一而足，次症可以简要列出。西医学概念中确有意义的必须加以注明或者列为主症。如妊娠眩晕主症为高血压等。

中医的教材选方组药非常的八股，一般习用传统的方书中的一些著名方剂，但是在临床实际中非常的不好用，应结合各科的情况精选近现代医家用之疗效确切、拿来即可用于实践、并可见到疗效的处方教给学生。

五、内异煎（许老院内制剂）组成及理论依据

1. 组成

水蛭 10g，三七粉 3g，急性子 10g，泽兰 10g，何首乌 20g，生黄芪 30g，黄柏 10g。

2. 功能主治

（1）功效：化瘀止痛，佐以补肾益气。

（2）主治：血瘀，兼肾气不足证。症见经行腹痛，伴经行不畅，色黯，有血块，或平素下腹部胀痛，肛门坠胀，性交痛，腰骶部胀痛等。子宫内膜异位症见有上述症状者。

3. 用中医理论阐述其适应证的病因病机与治法

古代医籍中虽无子宫内膜异位症这一病名，但在"癥瘕""痛经""月经不调""无子"等中可以见到相关论述。根据其临床见症如经行腹痛、腹中包块、结节，固定不移，经色黯，血块多，舌质紫黯等等，多数医家认为本病的发生与瘀血关系密切。清代柳宝诒《柳选四家医案》记载："痛经数年，

不得孕育，经水三日前必腹痛，腹中有块凝滞……询知闺阁之时，无是病，既嫁之后，有是疾。"明代王肯堂《女科准绳》中有"妇人癥瘕并属血病……瘀血停凝，结为痞块"的记载，王清任指出："气无形不能结块，结块者必有形之血也"，均认为本病的病机关键是血瘀，后世医家也多遵从这一观点，从血瘀立论，采用补肾祛瘀、益气化瘀、温经祛瘀、化瘀散结、行气化瘀等方法论治本病取得了较好的临床疗效，并结合实验室指标证实子宫内膜异位症患者存在血液瘀滞现象，表现为 TXA2/PGI2 比值的失调，血液黏度增加，血管阻力增大，甲皱微循环障碍，进而从客观上证实了血瘀证的存在。西医学认为子宫内膜异位症即指具有不同程度功能的子宫内膜出现于子宫腔以外的部位。其主要病理变化是卵巢激素作用下异位内膜周期性出血和周围组织纤维化，病变区表现为紫蓝色实质结节或包块，病灶周围粘连，从而影响子宫、输卵管、卵巢等生殖器官的正常生理功能，发生痛经、慢性盆腔疼痛、月经不调、不孕等等。此与中医"离经之血即为瘀血""不通则痛"的病机相一致。这也从西医学的角度证实了治疗本病采用活血化瘀法的重要性。

子宫内膜异位症发生于生育年龄女性，发生的症状顽固而持久，并且随着卵巢功能的衰退而自行缓解，临床表现有独特的病理特点，因此中医的病机除了血瘀为患之外，尚有下列独特之处：①子宫内膜异位症瘀血性质顽固；②子宫内膜异位症病程较久；③子宫内膜异位症病起病退与女性生殖功能紧密相关。肾为女性生殖之本，《素问·上古天真论篇》中曰："女子七岁，肾气盛，齿更发长；二七而天癸至，任脉通，太冲脉盛，月事以时下，故有子……七七，任脉虚，太冲脉衰少，天癸竭，地道不通，故形坏而无子也。"即女性的生殖之本在肾，此肾气的平调是保证女性阴阳平衡的基础，而某些女性由于先后天的原因，导致肾气不足，肾中阴阳失衡，相火偏亢，从而出现类似子宫内膜异位症卵巢功能失调的表现。顽固的瘀血持续存在，必然损伤人体正气，加重肾气不足。故许老认为血瘀兼肾气不足是子宫内膜异位症最主要的病机。

子宫内膜异位症常见症状用中医的解释如下：因瘀血内停，不通则痛，故下腹疼痛；因血行受阻，故经行不畅，色黯，有血块；因肾气不足，则腰府失养，故腰骶胀痛不适。论及方治，血瘀为本，疼痛为患，活血化瘀止痛大法宜贯穿始终，但活血不忘补肾以充养女性的生殖之本，活血不忘益气以扶正祛邪。此是确立本方的基本思路。在此原则指导下，精心组方选药，力求做到方小药精，直中病所。

4. 按君臣佐使组方原则分析处方组成

（1）君药：水蛭、三七粉。

水蛭——咸、苦，平，有小毒，入肝经。《神农本草经》谓："治恶血，瘀血，月闭，破血瘕积聚……利水道。"水蛭擅长破血逐瘀，擅治瘀血所致癥瘕积聚。

三七粉——甘、微苦，微温，入肝、胃经。《本草纲目》谓："止血，散瘀，定痛。"适用于各种出血证，对出血而兼有瘀滞者尤佳，并可散瘀定痛。水蛭、三七粉两药相合，共同起到活血化瘀、消癥止痛的作用，故为君药。

（2）臣药：急性子、泽兰。

急性子——苦，温，有小毒，入肝、脾经。具有降气行瘀、软坚消积的功效。

泽兰——辛，微温，入肝、脾经。二药相配辛散温通，行而不峻，能疏肝气而通经脉，化瘀滞而散结气。不仅能够到达患病脏腑及相关经络、病位，还能加强君药活血通瘀止痛的作用，故为臣药。

（3）佐药：何首乌、生黄芪。

何首乌——苦、甘、涩，温，入肝、肾、心经。补肝肾，益精血。

生黄芪——甘，微温，入肺、脾经，味甘能补，性温能升，为益气升阳、补气行滞之要药。

何首乌、生黄芪相配，其用意有三：一是该病疗程长，久用破血逐瘀药易耗伤气血，气愈虚则血愈滞，故在大队活血药中加入扶正之品，减少其不良反应；二是肾虚、阴阳平衡失调，是导致子宫内膜异位症的重要原因，在活血化瘀基础上加何首乌兼治其本；三是两药药性平和，与其他药物配合，适宜久用。故共为佐药。

（4）使药：黄柏。

黄柏——苦，寒，归肾、膀胱、大肠经。

从辨病的角度看，子宫内膜异位症属激素依赖性疾病，与中医妇科生殖之本肾气不足相关，加之盆腔内的异位灶局部均有炎性反应，而黄柏长于清相火，又有清热燥湿、泻火解毒的功效。许老方中加用黄柏的用意有两个，一是抑制因肾气不足而导致阴阳平衡失调、相火偏亢的病理状态，二是还可减轻子宫内膜异位症存在的炎性反应。

上述诸药的配伍，君臣佐使，相互协调，共同起到化瘀止痛、补益肾气的作用，其中黄芪、何首乌、黄柏的配伍，与目前一般处方的配伍不相同，属精心选择，综合考虑，颇具匠心。本方不仅切合证候，而且切合子宫内膜异位症的病位、病因、病机、病性等，从而可达到缓解疼痛、调经助孕等最终的治疗目的。

年　谱

1926 年　许老出生于江苏省阜宁县。

1936~1949 年　因自幼体弱多病，临近中学毕业时，遵父命弃读学医，拜当地名医崔省三门下，1949 年受业期满，自立诊所。

1953 年　响应政府号召，与当地 4 位西医开设了阜宁县新沟区联合诊所，同年进入盐城地区中医进修班学习西医学技术。

1956 年　考取南京中医学院医科师资班，系统学习一年。

1957 年　在北京中医学院任教。承担基础、诊断、内科等多门课程教学任务，临床带教内、外、妇、儿各科。

1957~1983 年　在北京中医学院附属东直门医院临床工作，任教研室主任、妇科副主任。

1984 年　调至中日友好医院任中医妇科主任、硕士生导师，带领全科医教研工作。为了办出科室特色，突出中医的优势，许老团结全科同志，对"四逆散加味治疗输卵管阻塞"进行临床研究和实验研究，1987 年该项成果通过专家鉴定，并获科研成果奖。时至今日，他还主持、承担、参与和指导"四逆散加味（通络煎）治疗输卵管阻塞性不孕症"的系列科研课题研究，并取得丰硕成果。

1985 年　被聘为北京中医药大学教授，中日友好医院临床研究所硕士生导师，先后带硕士生 3 名。硕士生们围绕不孕症的中医诊治做了大量的研究，在许老指导下发表论文 10 余篇。

1990年至今　在中日友好医院被原国家人事部、卫生部以及国家中医药管理局列为三批师带徒老中医，承担三批徒弟的带教工作。先后带徒5名。许老的第三批徒弟王清2007年获原卫生部、国家中医药管理局颁发的优秀继承人奖。

1992年10月　为表彰许老对医疗卫生事业做出的突出贡献，国务院为其颁发政府特殊津贴。

1992年至今　被中日友好医院聘为终身教授，在中日友好医院中医妇科出特需专家门诊。

2005年至今　许润三名医工作室、名医工作站先后获得国家中医药管理局、北京市中医药管理局挂牌，工作室、站在许老的指导下，以总结传承许老学术思想、学术经验为主。本室、站多次获得先进工作室、中医薪火传承贡献奖等。许老的学术传承成为新时代的重要组成部分。

2011年8月　获得北京市中医管理局特别贡献奖。

附　录

一、师从许老学习中医妇科的体会

（一）师从许老临证心得

老中医经过一生的临床经验总结，有许多有效方剂，久经临床验证屡试屡验，但只记住这些方子，用方套病是无效的。疾病是复杂的，患者情况各不相同，不可能一方对一病，必须掌握验方所应用的适应证、禁忌证，用于疾病的哪一个阶段，才能达到预期效果。

许老治疗输卵管阻塞，常用四逆散加活血通络药，方药组成：柴胡 10g，枳实 10g，赤芍 10g，生甘草 10g，丹参 30g，三七粉 3g，穿山甲 10g，路路通 20g，生黄芪 30g 等，疗效十分明显。但并不代表临床一遇输卵管阻塞即套用此方，必须严格掌握它的最佳适应证。该方理气活血作用较强，其中枳实有行滞导便作用，尤适用于体质好、月经规律或月经错后、大便干燥患者。而对月经提前、量多或月经过少或大便稀溏者应慎用。若素体脾虚或服药大便稀者，应加炒白术 30~50g 健脾止泻，以保证治疗顺利进行。考虑到久用活血化瘀药易耗伤气血，气愈虚则血愈滞，一味攻伐反而欲速不达，故许老在大队活血化瘀药中必加生黄芪、党参等补气扶正之品，以减轻久用攻伐药物而耗伤气血之弊。由于输卵管阻塞病情轻重不同，在运用主方同时，还应针对输卵管有无炎症、积水、结核等病变，辨病用药以提高疗效。如输卵管僵硬、腊肠、串珠样改变者，常加用麦冬、牡蛎等软坚散结之品。在治疗过程中，通络煎并不是一用到底,一成不变,攻邪日久,则改用阳和汤温通瘀滞,或攻邪一段时间,换用一段益气养血药扶正治疗,如人参养荣汤等,攻补兼施。再如许老治疗慢性盆腔疼痛常选用四逆散加味方、附子薏苡败酱散、桂枝茯苓丸、阳和汤及黄芪建中汤等加减。四逆散理气作用较强,其中枳实有行气导滞作用,对于少腹胀痛、便秘者适用;附子薏苡败酱散清热解毒、利湿排脓作用较强,对于慢性炎症急性发作,素体虚寒,感受湿热之邪,机体寒热并存者可选用此方。附子虽性温热,但与败酱草配伍,则无明显寒热之偏,附子可以温经通络,促进血液循环,以助炎症吸收消散;桂枝茯苓丸活血利水,性平和,稍偏温,尤适合虚寒体质,有盆腔包块者,适宜缓攻,可久用;阳和汤方性温散,适合虚寒体质,病久寒瘀互结者;若盆腔炎日久,曾长期应用中西药治疗,患者盆腔炎症状不明显,而表现为一派虚弱状态,小腹隐隐作痛、纳差、乏力、便溏等,则选用黄芪建中汤加味,益气扶正、调和阴阳为主,少佐养血活血之品。

处方就像对敌布阵,要灵活多变,知己知彼,一张好的处方应活中有止、清中有补、止必兼行、行必兼固。如大队滋补药中应加一味行气药,以防壅滞。

许老治疗崩漏,一般以气虚、血热、血瘀三型辨证。①气虚者,用益气摄血方:党参 50~100g,白术 30g,枳壳 10g,益母草 15g,仙鹤草 30g,当归 5~10g,三七粉 3g(分冲)。此方以党参、白术、仙鹤草益气摄血为主,白术、枳壳、益母草相配可促进子宫收缩,在此基础上,许老必加一味当归,意在止必兼行,防止留瘀;加三七粉活血止血,亦为止中有活。若出血期长,容易导致子宫内膜炎,许老常加一味蚤休,既清热解毒,凉血止血,又可反佐以上大队温药之性,可谓一举三得。②血热者,以犀角地黄汤加减(犀角可用玳瑁或水牛角代替):玳瑁 20g,生地 30~50g,牡丹皮 15~30g,生白芍 15~30g,当归 5~10g,三七粉 3g(分冲)。其中当归、三七亦为止中有活之意。③若小量出血不止,久治不愈患者,应考虑血瘀证,用化瘀止血方:当归 10g,川芎 10g,桃仁 10g,蒲黄 10g,五灵脂 10g,三七粉 3g,党参 10g。此方在大队活血药中加一味党参,取其攻中有守、行必兼固之意,恐活血药耗伤气血。

许老曾治疗一位老年女性,反复患泌尿系感染、阴道炎,经常使用抗生素，就诊时，尿常规正常，但仍尿频，伴小腹隐痛，体弱，脉沉细。处方：乌药 10g，益智仁 10g，覆盆子 10g，山药 20g，黄柏 10g，生甘草 10g，当归 10g。考虑患者年老体弱，下元虚寒，肾虚封藏失司，故以缩尿丸加覆盆子、山药温肾祛寒，固涩小便。虽然处方以温肾固涩药为主，但佐以黄柏、生甘草清下焦湿热余邪，当归活血养血。全方温中有清，固中有活。

许老曾运用柴葛解肌汤加三仁汤加味治疗湿热型高热不退，典型体征为高热、苔厚腻，脉滑有力，6 小时 1 次，一般服 2~3 剂高热即退。方药组成：柴胡 10g，葛根 10g，杏仁 10g，白蔻仁 3g，生薏苡仁 20g，薄荷 10g，通草 5g，滑石 30g，生甘草 5g，黄芩 10g，石菖蒲 10g。如一男子 60 岁，因甲亢住院治疗，高热 20 天不退，每晚体温升高，曾用多种抗生素及支持疗法，高热 20 天不降，身体虚弱无力，萎靡不振，苔黄腻，脉滑。许老给予上方，服用 3 剂，高热即退。以后多次遇到类似高热体征的患者，其中有盆腔炎治疗中、妇科肿瘤化疗期间、肝炎患者，见到是证即用是方，均有很好的疗效。

（经燕）

（二）学无止境，有容乃大

我们都是恢复高考后的中医院校毕业生，在学校苦读 5~6 年，接受完学院式的书本教育后，顺利分配到工作岗位，一直在临床摸索。从业之初，诊治患者，难免有从轻从快的思想，因此，自然喜爱选用西医药的疗法，对中医的疗效和诊断不免产生怀疑，在临床工作中也自觉不自觉地有些排斥中医。其间，也跟随许老查房，但均没有太深的体会。直至学徒工作开始，我们有幸成为许老的第二批和第三批徒弟，每周侍诊老师身边，陪伴老师查房，聆听老师传道、授业和解惑，目睹一个个神奇的医案，亲眼看到一张张因为服药后痊愈的笑脸，我们不仅对中医学的博大精深有了深刻的体会，对自己学艺不专感到羞愧，对中医妇科的美好未来充满希望，对许老独特的诊疗思想和学习中医，学无止境有了深刻的认识，也从中看到作为一个中医妇科医生的乐趣。

许老带徒过程中始终不忘提示我们的就是辨证论治是中医学的精髓所在，同时许老亦主张西为中用，衷中参西，发挥中医学的特色和优势。现在越来越多的人在找中医看病，服用中药，中医中药有广阔的发展前景，但现在许多年轻的中医师只看西医的书，很少看中医的书，在临床上被西医理论捆住了手脚，只知对症治疗，忘记了辨证论治这个根本。为此许老曾赠言中医学院的学生们："辨证论治乃中医之特色，丢掉了它，也就不成其为一个真正的中医。"

如何掌握好辨证论治这一精髓呢？许老嘱咐我们的就是精熟四大经典，泛读各家学说，翻阅历代名医医案，关注现代研究，精勤于临床实践。许老认为经典乃是中医夯实厚重的地基，必须要打牢靠，才能建起中医临证的高楼大厦。因此，深入研读经典是中医临床工作者必须做和应该做好的一件事。各家学说是对经典理论的补充和完善，尤其是妇科的《妇人大全良方》《景岳全书·妇人规》《傅青主女科》等等，对于妇科的临证有非常实用的价值。历代名医医案则从一个个生动的病案中，探索理法方药，从成功和失败的经验切入临床第一线，给我们临证最鲜活的指导。现代的研究则是我们临床进行深入研究，创新出彩的必要条件。上述准备工作充分后，必须通过自己反复的临床实践去检验，才能最后形成自己的体系，得到良好的临床疗效。

除了治学，许老时刻提醒和示范我们的就是其高尚的医德。医乃仁术，许老认为，患者是我们的衣食父母，充分理解、尊重、同情患者，也是临床取得良好疗效的根本。无论贵贱贫富，无论中国人、外国人，无论是患者恶语相加，还是知书达理，都不会成为许老诊治患者时的障碍，他总是一视同仁，循循善诱，倾听患者的心声，不随意打断患者的话由，进而耐心解释，回答患者的问题。这也是我们跟师学习以来的最大收获。

最后，值得一提的是许老与师母伉俪情深的感人情节。师母目不识丁，裹了小脚，几十年来，许老始终陪伴师母身旁，过马路亲自搀扶，吃饭亲自夹菜，出门时刻电话慰问。其感人场面，一直是我们科室众多医护人员的榜样。

曾有人这样评价许老：诗书典籍以润屋，饱学大度以润身，救人治病以润德，这就是润三老人。非常形象和恰当地总结了许老的特点。

"海纳百川，有容乃大"，无论是学习博大精深的中医学，还是对待患者的态度，抑或是做人，许老给我们的何止是点滴的知识，更是我们受用一生的财富。

（王清）

二、许老治疗不孕症的诊治思路、疗效及其影响

随着不孕症的发病率不断上升，西医学对于不孕症的诊治，一直在不断进步，但诊断技术上飞速进步的同时，其腹腔镜手术助孕与试管婴儿等治疗方法因为较为昂贵，使其运用受到限制。而中医学因为效佳药廉，服用简便，强调自然受孕及助孕，深受广大患者的欢迎。自古以来，中医学宝库积累了丰富的治疗不孕症经验，随着中西医结合步伐的加快，中医越来越多地借鉴和采用了西医的诊断技术和检测方法，并在此基础上辨证施治，使治疗效果显著提高。在这样的大环境下，许老的临床生涯中，勤求古训，锐意创新，致力于中西医结合诊治不孕症的研究，带领中医妇科的全体医务人员，以中西医有机结合为基础，在充分运用中医望、闻、问、切四诊传统辨证的基础上，采用西医相应的诊断弥补中医辨证之不足，将辨证与辨病有机结合，逐步形成了一整套行之有效的诊病思路，以及疗效确切的中西医结合辨治规范，并创制出以经方为基础加味，形成了一系列疗效确切的中药处方。

（一）不孕症按照西医病名分类，辨证与辨病相结合思路明确

按照西医学的分类，女性不孕症的主要原因有排卵障碍、输卵管阻塞、子宫内膜异位症、免疫性等。针对不同病因，在采用西医学确切、简单易行的诊断方法确诊的基础上，许老创制出一套完整的中医辨治思路和有效方剂。

1. 排卵障碍性不孕症

临床常见的疾病有闭经、功血、高泌乳素血症、多囊卵巢综合征、未破裂卵泡综合征、黄体功能不足等。其不孕的根本原因在于无排卵或排卵障碍，许老根据"肾主生殖"的理论认为均应属中医学肾虚范畴，因此补肾应为治疗排卵障碍性不孕症的大法。但在临床应用时，采用基础体温、盆腔B超、内分泌检测等诊断明确后，尚需根据患者的症状、体征及病情特点，辨别阴虚、阳虚、挟痰挟瘀，治疗则各有所偏重。诊治时又将其简化为闭经类和崩漏类两大类疾患进行辨证论治。

（1）闭经类（包括月经稀发、月经过少）：根据患者体质和症状的不同，可分为肾阴虚、肾阳虚、肾虚痰湿3种证型。治疗闭经类疾病，需长时间服

药，故而多通补交替运用，平时帮扶，中间促通。高泌乳素血症：主要病机为肝郁肾虚，冲任失调，气血紊乱。治疗应在补肾基础上，疏肝退乳，引血下行。多囊卵巢综合征：主要病机以肾虚痰湿为主，在补肾的基础上配伍化痰活血、通络促排卵药物，与西医学腹腔镜下对卵巢激光打孔促排卵有异曲同工之妙。甲状腺功能低下：本病主要病机为脾肾阳虚，治疗以温肾健脾法提高甲状腺功能。

（2）崩漏类（包括月经先期、经期延长）：崩漏的发病机制仍属肾虚，肝肾功能失调，冲任失固。子宫不规则出血为其主要表现，故治疗应首先以止血为主，血止之后，再补肾调肝，调整卵巢功能，恢复排卵。崩漏出血期，一般以气虚、血热、血瘀三型辨证论治。血止后，继以调整月经周期，恢复排卵，方法基本同闭经。疗程一般需3~6个月。对于黄体功能不全，一般以调肝补肾法为主，若为黄体萎缩不全，则以活血化瘀法，促进子宫内膜剥脱。

2. 输卵管阻塞或通而不畅性不孕症

中医文献中没有与输卵管阻塞直接相当的病名，许老根据西医学的病理诊断，独创性地提出它应属中医的瘀血范畴。瘀血阻于胞脉（即输卵管），则胞脉出现炎症、粘连而闭阻，使两精难于相搏而致不孕。由于输卵管阻塞患者在临床多无特异性症状，常因多年不孕，经西医检查而被发现，因此，一般采用中医传统辨证与输卵管局部辨病相结合的双重诊断方法，为有针对性地用药提供科学依据。

（1）局部辨病：局部辨病就是辨输卵管是炎性粘连、瘢痕钙化，还是输卵管积水，从而有针对性地遣方用药。

（2）全身辨证：在局部辨病的基础上，尚需结合患者的发病诱因、症状以及舌脉进行辨证分型。临床常见有3型：肝郁血滞型、瘀血内阻型、瘀湿互结型。

治疗大法是理气活血、化瘀通络，通常以四逆散加味方为主方。此外，根据输卵管位置特点，多途径给药，采用中药灌肠与热敷，从直肠局部及腹壁使药物渗透，既能直达病所，又能避免长期口服活血中药对脾胃的损伤。全身辨证用药，是通过对全身脏腑气血功能的调节，纠正或改善其偏盛或偏衰，从而消除或减轻患者的全身症状。同时，人是一个有机的整体，局部的病变，往往蕴含着全身脏腑气血盛衰的整体信息，而通过对全身的调节，还可以消除或减轻因全身脏腑气血功能失调所导致的局部病变；局部辨病用药，则是运用西医学的检查手段，根据局部不同的病变特点，选用相应的药物，可更直接、更有针对性地作用于病变局部，达到治疗目的。总之，全身调理与局部综合治疗相结合，既注意该类患者的共性——胞脉闭阻，又注意到该类患者的个性——病因病性差别，既重视西医辨病，又不忽视中医辨证，多途径给药，直击病变部位，理气活血通络之功彰显无疑。在胞脉闭阻理论基础上，全身辨证、局部辨病相结合指导下的遣方用药，对提高中医治疗输卵管阻塞性不孕症这一疑难病证的疗效，具有积极的意义。2002~2004年通过对综合治疗方案的前瞻性临床和动物试验研究，临床疗效十分显著，输卵管复通率达到78%，妊娠率为41%，其中，综合方案对动物实验闭塞输卵管炎症改善最为明显。

3. 子宫内膜异位性不孕症

许老认为异位内膜的周期性出血为离经之血，应属血瘀，瘀血结于下腹，瘀阻冲任、胞宫、胞脉，阻碍两精相合则导致不孕症。治疗当以活血化瘀、软坚散结为主。由于本病疗程较长，攻伐药物久用易损伤正气，临床应根据患者的年龄、体质、月经、症状及内膜异位的不同部位，因人制宜，选方用药。对于体质好、月经规律、以痛经为主的患者，临床治疗多以活血化瘀止痛为主，但在大队活血化瘀药中要加入补气扶正之品，以防久用攻伐药物而耗伤气血，盖气愈虚则血愈滞，一味攻伐反而欲速不达。对于月经先期量多、形体消瘦的患者，临床可选用清热止血、软坚散结药物，使子宫内膜生长受到抑制，并同时调整月经，减少出血，软化结节。若患者体胖，为虚寒体质，则选用温通化瘀方，再加活血化瘀药物。卵巢巧克力囊肿患者，一般在上述辨证基础上加活血通透之品。由于子宫内膜异位症常同时存在自身免疫反应、排卵障碍、黄体功能不全等问题，故在活血化瘀同时常应配伍补肾之品，以提高妊娠率。

4. 免疫性不孕症

许老对于该病的治疗，一般多从湿热内蕴、阴虚内热或脾肾阳虚入手。许老临床发现肝郁肾虚应为此病主要原因。通过调肝补肾治疗，可以调整机体免疫功能，促进抗体消失。

（二）行业内对不孕症诊治成果的肯定

经过多年孜孜不倦的努力，结果是不言而喻的。在 20 世纪 80 年代初，通过中药治疗输卵管阻塞性不孕已经通过局级课题的鉴定。随着时代的进步和发展，中药综合治疗输卵管不通的疗效已经被我们临床科研证实效果独特，现被列为中医药管理局的课题进行深度开发研究，通络煎颗粒作为我院院内制剂，已经通过行业内相关专家的评审，正向二期临床工作方向迈步。许老系列中药治疗子宫内膜异位症、促排卵、改善卵巢功能、助孕等的方药也因疗效独特而深受患者的好评，我科目前亦在进行相关的具有一定深度科研课题研究。

（三）相关的学术成果及社会影响

许老多年来不断总结自己的临床诊治不孕症的经验，曾发表相关的论文60 余篇，其中多篇论文在国内外获奖，著有《中医妇产科学》等专著 6 部，与他人合著多部。中日友好医院中医妇科的各级医生也发表了相关的专业论文 30 余篇，因其疗效确切而在中医妇科行业内有一定的影响。

中央电台、电视台等多家媒体多次向国内外报道许老治疗输卵管阻塞的特色疗法，许老在社会上和群众中有着良好的声誉和广泛的影响。经许老治愈的不孕症患者数以千计，从普通农妇到总统夫人，遍及国内各省市以及日本、美国、加拿大、新西兰和非洲各国。许老的许多不孕症患者还自发地组织了网络论坛，交流服用许老药物的感受、注意事项等等心得。因此，许老的医道仁心仁术已经被广大患者和社会所认可，他是我国当之无愧的中西医结合不孕症专家。

三、数据挖掘法研究许老诊治妇科疑难疾病的结果简析

本研究通过对许老中医治疗输卵管因素性不孕症、盆腔炎性疾病后遗症、排卵障碍性疾病的病例进行回顾性分析，运用数据挖掘法总结许老治疗盆腔炎性疾病后遗症的临床辨证及用药经验。

（一）许老中医治疗输卵管因素性不孕症的数据挖掘结果

通过回顾经许老诊治过的 80 例输卵管阻塞患者的病例，总结许老在临床上治疗输卵管因素性不孕的诊治经验。

1.方法

选取研究对象，录入病例并对数据进行规范化处理，再经"当代名老中医医案挖掘系统"统计分析，得出结论。

结果：

（1）许老诊治中常见证型中气滞血瘀证所占比例最大，其次为气虚血瘀证，排在第三位的是肾虚血瘀证。

（2）许老辨证时注重舌脉。其中出现频率较高的证候包括纳可、舌苔薄白、脉细等。

（3）许老在治疗此病时基本以四逆散加味为主。

（4）许老常用的核心药物共 10 味，包括柴胡、枳实、赤芍、甘草、丹参、三七、路路通、穿山甲、土鳖虫、黄芪。

（5）检查提示通而不畅或不通者，加用蜈蚣、水蛭、莪术；盆腔弥散欠佳或未见弥散者，加桂枝、威灵仙；输卵管上举或迂曲者，加皂角刺、王不留行、鹿角霜等。

2.结论

许老认为输卵管性不孕属于"血瘀"的范畴。临床治疗采用辨病与辨证相结合、整体与局部相结合。治疗上以理气活血、化瘀通络为治疗大法，主要方剂是四逆散加味。临床上如提示通而不畅或不通者，许老一般重用活血化瘀之品；盆腔弥散欠佳或未见弥散者，加用温经通络的药物；输卵管上举或迂曲者，喜用温经散结之品。

（二）许润三名老中医治疗盆腔炎性疾病后遗症的数据挖掘结果

通过对许润三名老中医治疗盆腔炎性疾病后遗症的病例进行回顾性分析，研究许老治疗盆腔炎性疾病后遗症的临床辨证及用药经验。

1.方法

将 1999 年 1 月 31 日 ~2011 年 3 月 20 日于卫生部中日友好医院中医妇科就诊，符合盆腔炎性疾病后遗症诊断标准的患者 145 例，共诊疗 308 次，进行医案的录入，采用"当代名老中医医案挖掘系统"进行分析，从而归纳总结许老治疗盆腔炎性疾病后遗症的临床经验。

2.结果

（1）盆腔炎性疾病后遗症证候分布特点：在许老治疗的 145 例患者中，血瘀证诊疗的次数最多（83.77%），其次为气滞证、湿热证、气虚证、寒凝证等。

（2）盆腔炎性疾病后遗症各证候特点：在血瘀证中出现最多的证候依次是脉细、脉弦、舌黯红、脉沉、月经有血块、下腹胀痛等；在气滞证中出现最多的证候依次是脉细、脉弦、舌黯红、脉沉、舌质黯、下腹胀痛等；在湿热证中出现最多的证候依次是脉细、脉弦、舌质黯、舌苔黄、舌质红、脉滑、白带量多等；在气虚证中出现最多的证候依次是脉细、舌黯红、脉弦、脉沉、月经质有血块等；在寒凝证中出现最多的证候依次是脉细、舌黯红、脉沉、下腹胀痛等。

（3）辨证用药规律：许老治疗盆腔炎性疾病后遗症时常用方剂依次是桂枝茯苓丸（3.42%）、四逆散（33.12%）、自拟方（7.14%）、黄芪建中汤（4.87%）、大柴胡汤（4.55%）、薏苡附子败酱散（3.90%）等。

（4）用药加减：许老在治疗盆腔炎性疾病后遗症患者时，胃胀者，常加用砂仁、白术、大黄、半夏等药物；便秘者，常加用黄芩、大黄、桃仁、枳实等药物；便溏者，常加用白术；失眠者，常加用夜交藤、郁金等药物。

（三）许老治疗排卵障碍性疾病的数据挖掘结果

1.目的

回顾并总结许老治疗排卵障碍性疾病的辨证及用药特点。

2.方法

选取研究 1990 年至 2011 年间许老诊治的排卵障碍患者，共 286 人次，录入病例，并对数据进行规范化处理，采用"当代名老中医医案挖掘系统"进行分析，得出结论。

3. 结果

（1）许老对排卵障碍性疾病辨证以肾虚肝郁证为主，其余依次为肝肾亏虚证、脾肾阳虚证、肾虚血瘀证、气虚血瘀证。

（2）许老治疗排卵障碍性疾病用药主要为补虚药及活血化瘀药，补虚药中以补阳药、补血药为主，活血化瘀药中以活血调经药为主。

（3）许老对于排卵障碍性疾病的治疗逐渐发展为以调冲方为主的方药。

（4）许老治疗排卵障碍性疾病，根据月经周期不同分期用药不同，经期以益气补血活血药多用，近排卵期以活血、补肾、温阳药为主，经后期及经前期以补益肝肾、调经药为主。

（5）许老治疗崩漏，出血期以补益药为主，兼以理气、活血、清热、止血，血止期以补肝肾药为主。

（6）许老在辨证施治过程中，脉诊重于舌诊。

结论：许老对排卵障碍性疾病辨证以肾虚肝郁证为主，在治疗上以补虚药及活血化瘀药多用，补虚药中以补肾阳药及补血药为主；活血化瘀药以活血调经药多见，并根据月经周期不同分期，配以益气、活血、温阳之中药治疗。对于崩漏的治疗，出血期气虚者多见，多用黄芪、当归、茜草、益母草、枳壳等；血止期多用调补肝肾之品。近年来许老对于排卵障碍性疾病的治疗逐渐发展为以调冲方为主的方药。且许老辨证施治的过程中更注重脉诊。

（夏冰　刘蕊　周洁）